H2O 原水文化

愈跑愈年輕

從車禍重生到超馬分齡冠軍，
醫師嬤的逆齡健康秘笈

超馬醫師嬤
張淑鳳／著

CONTENTS

目錄

目錄 — CONTENTS

PART 3

樂齡跑者的 伸展運動 & 肌力訓練

PART 4 完全解惑！樂齡跑步迷思 Q&A

PART 5
蔬食與運動的完美結合

PART 6
跑步與心靈喜悅的無縫融合

主題目錄

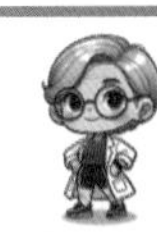

樂齡醫學小教室

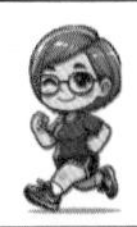

樂齡跑步小教室

推薦序 1

重新定義、從心出發的「樂齡人生」

——**釋如得**（福智佛教學院校長）

衰老對許多人來說似乎是一種不可避免的「退化」。但本書的作者張淑鳳院長，用她的生命故事證明，衰老不僅可以是另一種成長，更是一個展現優雅與智慧的契機。

她以 12 小時跑完 72.964 公里，締造全國 65 歲分齡女子組新紀錄，這樣的成就不是偶然，而是長年堅持運動讓她保持強健的體魄，證明了身體的潛能不受年齡所限。她重新定義了「什麼是老人」。

同時，二十多年如一日的素食生活，她以行動展現了健康飲食的力量。素食成為她維持內在平衡與能量的基石，打破素食沒有營養的迷思。她重新定義「什麼是營養」。

此外，她路跑時還選擇用背誦經典的方式，克服競賽時間產生的壓力！通過日復一日背誦經典，不僅使她的記憶力絲毫未減，更讓她的大腦保持活力與清晰，展現了一種與年齡無關的年輕狀態。她不是天生卓越，而是用堅持與信念，為自己鋪就了一條充滿智慧與能量的道路。她讓我們看到大腦的可塑性與記憶的用進廢退，她重新定義「什麼是記憶」。

在這個充滿複雜與憂鬱的時代，她沒被時代潮流淹沒，是因為相信才看見希望。看見是一種能力，也是一種信仰。她虔誠的信仰讓生命看見光明希望與回歸純真，她重新定義「什麼是信仰」。

這本書，不僅是一位優雅老人的生活記錄，更是一部指引。透過張院長的生命故事，向我們展示了什麼是健康老化與優雅人生的可能性。無論你正處於人生的哪一個階段，這本書都能啟發我們如何正視衰老、管理健康，甚至重新定義人生下半場的可能性。

閱讀她的故事，我們會發現：年齡只是數字，真正決定人生品質的，是態度與選擇。體現恩師上日下常老和尚所說：「『老』不是年齡，而是當你不想學了才叫『老』」。所以這本書的價值，不僅在於提供具體的方法與策略，更在於喚醒我們對生命的掌控力。雖然年齡無法改變，但生活心態卻能改變苦樂。我相信，這本書將為讀者帶來深刻的啟發，並賦予他們迎接一個健康、優雅而充滿可能性的老年。

這是張院長著作此書的發心，亦是學人推薦此書的動機。

推薦序 2

樂齡跑步 助你「活到老、動到老」

—— 陳建仁

（前副總統，臺灣大學流行病學研究所創所所長，
中央研究院特聘研究員）

在醫療與運動的交會處，我很樂於推薦一位令人敬佩的女醫師。她不僅是投身基層醫療的好醫師，更是以行動實踐「活到老、動到老」的運動家。本書的作者張淑鳳醫師，是我在台大公共衛生研究所擔任教授時的研究生，當時她與先生一同在羅東博愛醫院神經科行醫，他們用愛心和專業守護著基層民眾的健康。為了協助台大醫院神經科洪祖培教授分析台灣地區腦中風調查資料，淑鳳醫師在懷著第三胎的情況下，每星期多次從羅東到台大上課，順利生產且完成碩士學位，我是她的指導教授之一。

台大碩士班畢業之後，淑鳳醫師還協助我的研究團隊進行宜蘭地區地下水砷含量對居民健康影響的研究。她不只從事臨床工作醫治病人疾病，對公共衛生和民眾健康的維護更是熱心積極，希望幫助民眾提升身、心、靈的健康、平安、喜樂，她是我在台大公共衛生研究所的得意門生。她和她先生都是名醫、善醫、良醫！

翻閱這本書，彷彿看見淑鳳醫師以溫暖而堅定的步伐，帶領讀者們經歷她的運動歷程。從意外受傷的低谷，到重返跑道的奮起，再到挑戰超級馬拉松的壯舉，每個故事都傳遞著「年齡不是限制」的重要信念。特別難能可貴的是，她不僅分享個人經驗，更結合醫學專業知識，系統性提供樂齡族群以科學實證為基礎的運動指導。

本書詳實的運動建議、營養規劃、身心靈全方位健康關照，在在展現出淑鳳醫師作為醫者的專業素養與關懷使命。她在蔬食與運動完美結合的章節中，更體現她對生命的尊重與對健康的執著追求。最讓人感動的是，她用親身經歷證明：即使在人生的下半場，仍然可以突破極限，重新定義自己的可能。

這不只是一本運動指南，更是寫給所有樂齡族的溫暖鼓勵。淑鳳醫師用她的生命經驗告訴讀者：只要抱持正確的心態與知識，堅定不懈地往前邁進，年齡絕不會成為追求健康、實現夢想的絆腳石。在這高齡化的時代，本書無疑是送給長者最好的禮物，也是所有想維持活力者的最佳指南。

真心推薦這本凝聚醫療專業、運動熱情與生命智慧的結晶著作。願每位讀者都能從中汲取勇氣與力量，在人生馬拉松的道路上，跑出屬於自己的精彩篇章。

推薦序 3

及其成功一也

——**侯文詠**（暢銷書作家、麻醉科醫師）

張淑鳳院長和蘇哲能醫師兩位都是我北醫的學長。我大一時他們大五。蘇哲能醫師那時候是北醫校刊綠杏社社長，彈得一手好古典吉他。我參加刊物室的社團時，他們兩位已經是班對，成雙成對出入社團辦公室，羨煞我們這些單身的學弟妹。

幾年後，我接了綠杏社社長，也找到了女朋友（現在已經變成老婆了），校園生活簡直是跟隨他們的腳步亦步亦趨。

讀完這本書之後，我發現，原來這才只是開始。張淑鳳是神經內科，後來在安寧病人的照護參與很多。我在醫院擔任麻醉科醫師生涯中，也有八年負責全院以及腫瘤病房的疼痛控制照會，陪伴末期癌症病患度過最後的時光。

無獨有偶，張院長學習了二十多年的佛法，我也在同樣的團體一雖然教室不同，學習「菩提道次第廣論」至今長達十二年多。張院長賢伉儷曾經在舉辦醫事人員營隊，試圖把佛法中慈悲、關愛、代人著想的思維引導進醫療人員工作與生活的實踐。我有幸受邀邀請參與授課，跟著大家一起分享、學習。

這樣已經算是超級巧合了，更不可思議的是，張淑鳳跑馬拉松，我也跑馬拉松。

從小我就是運動很差的孩子——特別是田徑這類的運動，對我來說，簡直痛恨。我小時候的學業功課很好，囂張習慣了，每年碰到運動會跑步比賽，全班要分批下場，就成了大家取笑我的最佳時刻。通常，老師一鳴槍，兩旁必然佈滿各種冤親債主等著奚落我，而我不負眾望，必然也是跑道中最後一個。我既不甘心又無可奈何，只能使出精神勝利法，扮演養鴨人家裡面趕鴨子的主角，邊嚷著呱呱呱，邊把跑在我前面的鴨子全部趕到終點。

所以運動這件事——跟張淑鳳不同，我的起點無關熱情。一開始的因緣是被朋友推坑報名鐵人三項（游泳 1500 公尺、騎車 40 公里、跑步 10 公里）。第一次的我根本不知死活，練了二個月的游泳（幾乎從〇開始），就趕鴨子上架了。那天碧潭水溫是 16 度，我根本沒游過開放水域，才下水沒幾分鐘，就被大會撈了起來。朋友們哈哈大笑，繼續推坑我參加接下來的台北富邦馬拉松，好意地非讓我擁有成功經驗不可。

我讀了不少醫學論文，發現隨著年紀變大，運動是所有的方法中，對健康最直接、實際，也最便宜。加上違拗不過朋友，只好乖乖找了教練，從跑步開始學習。總之，我就在這種半推半就的情況下，報名了台北富邦馬拉松 9 公里的 FUN RUN。

那年還有 9 公里賽程，隔年 9 公里賽程取消了，馬拉松從 21 公里、42 公里起跳。朋友問我，要不要參加 21 公里，我又硬著頭皮答應了。就這樣，一年接著一年，變成了 21 公里的半馬比賽、42 公里的比賽、然後是半鐵比賽（游泳 750 公尺、騎車 20 公里，跑步 5 公里），全程三鐵比賽。我也只好從跑步、游泳、騎單車，一個一個乖乖學。一直到現在，十多年過去了，我仍然持續還在跑著……

回顧起來，支持我繼續運動下去的理由，不是熱情，而是發現「不運動」的壞處實在太大了。（運動的好處，張院長在書裡面都寫得清楚明白。我完全印證、也完全支持，就不再贅述了。）

勤奮地鍛煉，當然不是人的本性。為了對抗這些，我甚至呼朋引伴，找來一群朋友，組織定期跑團，然後假借各種參加比賽、慶功，或者補充醣類的理由，到處吃吃喝喝。推坑我的是這些人，讓我在吃吃喝喝中找到平衡感，願意心不甘情不願、一次又一次自我折磨的，也是這些人。

十幾年來，我還是一樣不喜歡馬拉松這種自我折磨的感覺——特別是跑到最後幾公里的路程。儘管如此，因為不得不做，我卻保有了健康的飲食與生活形態，也因為運動的目的正向、單純、見面頻繁，意外地讓我和來自不同領域的人，變成了很好的朋友。

（網路資訊社會太方便了，加上外送服務，年紀越大，參加群聚活動的意願就愈來愈低。就算你擁有健康、也擁有獨立生活的財力，但跟你一樣年齡的人也未必跟你一樣健康長壽。因此，如果不結交更年輕的朋友，孤單是一個很難不實際面對的問題。

2023 年，孤單已經被世界衛生組織認為是一種對健康的嚴重威脅。長期孤單的人，心血管疾病、阿茲海默疾病的發生率都高出將近 30%。麻煩的是，等到我們發覺問題時，想要再交朋友，往往為時已晚。）

總之，這些點點滴滴，都讓我發現，到最後運動是划算的。因此，綜合我運動十幾年的經驗，如果有什麼心得的話，我的忠告會是：

一、這件事愈早開始愈好。

二、千萬要呼朋引伴，不要相信自己的意志。

張院長在醫學院以前三名的優越成績畢業。我雖然沒有跟她同班過，但完全可以想像她是那種坐在前排，上課前會預習、上課專注聽課，下課會跟老師問問題，放學回家後還會複習那種優秀女同學。我完全不是。我在大學時代完全是那種坐在後排，上課還會翹課，考試只想及格過關的同學。後來我跑了十幾年的馬拉松，大抵上也是抱著這樣缺乏熱情、被動，只想及格的心情與態度。

《中庸》上有一段很精彩的話說：

或生而知之，或學而知之，或困而知之，及其知之一（相同）也；或安而行之，或利而行之，或勉強而行之，及其成功一（相同）也。

這句話給了像我這樣的人很大的勉勵。不管你怎麼開始運動，不管你是天生喜歡、是為了好處，甚至像我這樣——為了健康，勉強不得不去做，不管是哄著自己、或者甘心被朋友呼嚨，總之，只要跑完了、做完了，最後得到的好處是一樣的。

所以，如果張院長精彩的故事與醫學知識沒有讓你興起「有為者亦若是」的情懷的話，至少可以試一試我的態度與辦法。

總之，我有充分的理由認定作者寫這本書的目的，企圖一定遠大於只是為了讓你讀完，然後拍拍手。在我看來，讀完只是一個開始。甚至你沒讀完也行。只要你能走出去，抬起腿，開始跑起來吧，哪怕一次也好，一公里、二公里，我相信這本書的目的就達到了……

真的，我就是這樣開始跑的。有了第一次之後，後面的事情就變得容易得多了。

推薦序 4 在生命的跑道上不斷前行

——許美智（國立體育大學榮譽教授、高雄醫大運動醫學系教授）

在這本書中，我看到了我高中時期的同學張淑鳳無比的毅力與決心。如今 66 歲的她，依然活躍於運動界，被大家親切地稱為「超馬醫師嬤」。我們曾經在北一女中同班，那段時光裡，她總是坐在我旁邊。至今我依然清楚記得，她經過多次練習後所畫的圓，竟像是用圓規畫出的一般完美。她那工整細緻的字跡，甚至能寫得非常小，如同藝術品般精緻，充分展現了她的耐心與專注。

歲月並沒有磨滅她的毅力。她從車禍中復原，並以跑步減重，這段旅程讓她更加堅強。在運動領域，她取得了阿嬤級難以達成之非凡成就，同時展現出堅韌不拔的精神。淑鳳同學在書中分享了她的運動旅程，激勵我們勇敢迎接挑戰，享受運動帶來的快樂和健康。她用自己的經歷告訴我們，無論年齡，只要有熱情和毅力，就能在生命的跑道上不斷前行。

書中，她帶我們重回跑道，挑戰看似不可能的任務，激勵我們勇敢迎接生命中的每一個挑戰。她邀請我們一起參與樂齡運動，探索如何在年齡增長的同時，保持身體的活力。她分享了樂齡跑者的伸展運動及肌力訓練，讓我們了解如何通過科學的運動方式，提升身體素質。她介紹了蔬食與運動的完美結合，展示了健康飲食在運動中的重要性。她講述了跑步與心靈喜悅的無縫融合，讓我們體會到運動不僅僅是身體的鍛煉，更是心靈的愉悅和升華。最後，她針對樂齡跑步運動的常見迷思進行了全面的解惑，幫助讀者消除疑惑，享受運動的樂趣。

我深信，這本書將不僅是運動愛好者的寶貴指南，更是每一個立志在任何年齡都保持活力與健康的人的靈感來源。讓我們一起跟隨「超馬醫師嬤」的腳步，在運動中發現無限可能。無論年齡，每位讀者都能找到適合自己的樂齡運動方式，享受健康快樂的生活。

推薦序 5

帶給樂齡跑步感動、勇氣與希望

—— **吳麥斯**（臺北醫學大學校長）

當我翻開本書細細閱讀後內心湧現無限感動。這本書深刻呈現了張淑鳳醫師對生命的熱愛與不懈追求的動人歷程。她在超級馬拉松運動協會的全國分齡賽中，在 12 小時超馬刷新 65 歲組的全國紀錄，用行動證明年齡從來不是運動的障礙，令人敬佩。

書中，張醫師以真摯而溫暖的筆觸，分享了她豐富的人生經歷。從醫學領域新秀到肩負醫院經營的重責大任，再到面對 56 歲突如其來的車禍與復健挑戰，她始終選擇堅持與不退縮。正是這分堅毅，讓她在 60 歲重返跑道，並在短短幾年間迅速恢復體能，更在國內外多項賽事中奪得分齡冠軍。張淑鳳醫師用熱情與毅力，邁向了人生另一篇章。她的每一次挑戰、每一次突破，都展現了她對生命的熱愛。

更重要的是，張醫師並未將這份心得獨藏於心，而是以醫學專業結合個人經驗，以淺顯易懂的方式推廣樂齡跑步、樂齡運動理念，鼓勵每個人勇敢踏出第一步，幫助讀者找到屬於自己的健康之道，擁抱運動帶來的改變。

張淑鳳醫師無疑是我們教育理念的最佳體現，以熱情與責任感為社會注入正能量。在此，我衷心推薦這本書。無論您是尋找運動建議、探索健康生活，或希望感受一段真誠且充滿力量的生命旅程，這本書都能帶給您感動、勇氣與希望，啟發我們以堅韌和熱情去迎接人生中的每一次挑戰。

推薦序 6

從樂齡路跑中
找到銀髮族的春天

—— **古源光**（義守大學校長）&

邱綉惠（國際扶輪 3510 地區 2025-26 總監）

日前淑鳳院長寄來本書的初稿，請我和內人寫一篇推薦短文，真是讓我們受寵若驚。但不意外的是，本書內容當下跳入我們的眼簾讓我們看到的正是一個有著虔誠信仰的佛教徒，與神經醫學和失智預防的專業醫師，她帶著無比慈悲疼惜眾生的發願，以自我實踐的堅毅苦行心志，在長（超）跑的路上力行身心靈修煉的現身說法，這樣的圓熟的人格特質與慈悲的行止涵養，跟我們對她個人的認識是完全一模一樣的。

1998 年，淑鳳院長隨著先生蘇哲能醫師自北台灣回到屏東行醫，初受當時人愛醫院總裁之託擔任屏東民眾醫院副院長，不久受人愛醫院經營不善波及，在不忍舊有病患尋醫無門下，毅然接下當時負債累累的民眾醫院，夫妻二人勇敢承擔沉重的財務壓力，毫無畏懼地與醫院同仁發揮最大的仁心仁術診治病患，後更於醫院內設置廣論研討班教室與佛堂，不僅親自帶班鼓勵院內同仁共同研習《菩提道次第廣論》，並提供一般民眾入班參學。

醫院經營狀況就在福智團體與日常師父佛法加持、夫妻兩人與醫護同仁的共同發心努力下，漸入佳境並提供更好的醫療服務救治更多的患者。2002 年，淑鳳院長加入屏東百合扶輪社，與綉惠成為同社社員。也因此因緣，在她與蘇醫師的引導下內人加入福智團體，並開啟她日後不曾間斷的學習與護持廣論研討班，而我也在 2009 年春季班開始一輪班的學習。

2010 年 3 月，參加在墾丁國家公園「國境之南馬拉松」是淑鳳院長人生的第一場 10 公里賽事，她真誠地說跑程最後 3、4 公里都是靠著內心不斷地恭敬皈依祈求，請求佛菩薩加持才得以完成;之後再參加許多場 10 公里賽事，她也就更習慣地一面跑路，一面背誦《入菩薩行論》或《金剛經》來通過長跑的耐力考驗。2012 年 4 月，在高雄澄清湖完成人生第一場半馬，隨後即在隔年台東鹿野的半馬賽事中，獲得女性 A 組第四名的佳績。

然而在 2014 年 1 月 2 日傍晚，由於急著自用餐餐廳趕回在對面的民眾醫院看顧急診病人，跨越馬路時不慎被一部機車撞昏倒地，造成身體多處及頭頸部受傷，尤其頸部神經系統受到傷害，造成日後在參加馬拉松賽事時的最大隱憂。由於在車禍之前，她已報名 2014 年 3 月 15 日東海岸馬拉松全馬賽事，為了能夠一圓人生第一場的全程馬拉松心願，車禍稍微康復後不久即開始恢復練習，最後終於能夠參賽並在賽事關門前跑畢全程，這是需要非常驚人的毅力、耐力與意志力，也是一般常人所不能的。

2015 年 4 月，在參加鳳凰谷半馬時，頸椎舊傷復發不得不棄賽走回終點，這是人生的第一次棄賽，她憂心從此以後再也無法參與馬拉松比賽。由於頸椎神經的壓迫才不得不對病痛示弱，因此下定決心接受持續保守性的物理治療，也因此中斷跑步時間長達三年。這期間她努力調養生息，讓頸椎神經受壓迫所造成的疼痛逐漸緩解。

經過將近三年的休養及配合保守性治療，在難以忘情讓人著迷的路跑下，於 2018 年 1 月，再次復出參加屏東高樹鄉公所與福智團體協辦的高樹蜜鄉馬拉松。先以 5 公里賽程試跑，之後再慢慢增加跑距。2019 年 3 月，復出一年多即在台南南鯤鯓全馬中得到 A 組第一名。之後又參加宜蘭、台北萬金石、日月潭等全馬，均名列 A 組前茅。

2023 年 8 月，參加台南聖母廟月老姻緣紅線牽馬拉松，當時已達法定敬老年齡的她，為慶祝自己以資深公民的身分參賽，同時為喚起更多社會大眾對長者參加馬拉松的注目，淑鳳院長決定穿著紅色芭蕾舞衣、紅色跑鞋參賽作為紀念，果然成功地吸引媒體的報導及大眾的關注。這次的比賽也是以 A 組第一名作收，實在是令人敬佩。從 5 公里、10 公里、半馬、全馬到超馬的復出過程中，淑鳳院長展現的是「下定決心 全力以赴」的精神。

在本書相關章節中，詳盡描繪在漫長的路跑征途中，她如何以十足的毅力克服因車禍造成頸椎神經病痛，並達成一般常人無法完成的路跑生命故事，以及因養成路跑習慣所帶來身體的健康與心靈的愉悅。加上自己是神經科的專業醫師，除了分享自己多年路跑所獲得的心靈喜悅與成就感外，其實還能夠滿滿感受她在鼓勵樂齡長者建立健康運動習慣的用心。

在書中的其他章節，她更提供樂齡長者及跑者相關肌力與心肺功能提升的方法、飲食與運動相關的營養和醫學專業知識、跑步身心靈喜悅的串習等，並提列一些樂齡跑步運動的迷思與解惑供樂齡大眾參考。

這本書的出版，淑鳳院長以自身路跑的經驗及醫學專業的現身說法，鼓勵大家（尤其是 65 歲以上的樂齡銀髮族）養成固定的運動健身習慣。她長期投入長跑的起心動念與堅持克服傷病的心路歷程，非常勵志感人，希望讀者在閱讀本書之後受到感動而啟發，更希望這位「超馬醫師嬤」能夠永遠鼓動我們這些資深樂齡者能從路跑運動中找到銀髮族的春天。

推薦序 7

將「高齡」變成「樂齡」，再變成「樂活」

——侯嘉殷

（心臟科醫師、前中華民國心臟學會理事長、
現任心臟學會名譽理事）

接到張淑鳳院長的邀約，要為本書鼓勵大家運動；也知道她是樂齡跑步的愛好者，特別是她在進入樂齡銀髮族群後仍持續積極進步，佩服之餘，也希望我就心臟科醫師的立場談一下運動對心血管健康的影響。

首先，提出一個「運動對心血管疾病與其他慢性病的好處，與破壞健康的『八爪章魚』」這個概念：

一、高血壓

二、高膽固醇

三、肥胖

四、心肺功能差

五、高血糖或糖尿病

六、慢性腎臟疾病

七、焦慮或抑鬱的負面情緒

八、睡眠失調

以上八項我常說像「八爪章魚」，緊緊的把我們的身體綁住，讓健康慢慢的流失。但適度、選擇適合你年齡、身體狀況、疾病態樣、配合醫師建議的運動型態，重點在持之以恆。無論您是年輕人、中年人還是樂齡銀髮族，運動都可以幫助預防和控制心血管疾病，增強體能和生活質量。

再者，樂齡族群才開始「動」，會不會太晚？答案是不會！筆者本身有肥胖與高血壓多年，加上職場忙碌，需要 2 ～ 3 種降壓藥才有辦法控制好血壓，雖然知道運動對心血管疾病與高血壓的幫助卻鮮少有動作，其實就是一個「懶」字。

受到張淑鳳院長的鼓勵，也從她提供的訊息知曉許多低門檻的、容易上手的運動模式（如慢跑或超慢跑，每日 30 分鐘），退休後（65 歲囉！）便開始嘗試。只不間斷試行 1 個月，體重便驚奇地開始下降，降壓藥顆數也可以降階。目前減重有成，幾乎降血壓藥劑量降到最低，也很少看到血壓起伏波動了。筆者行醫的過程也目睹樂齡族群在積極配合自身適合的運動與飲食控制，血壓用藥、血脂用藥，及降血糖用藥開始「降階」減少使用的神奇效果！

總得來說，本書對於各個年齡族群都淺顯易懂，值得一讀；特別是她自己更是樂齡族群開始運動的實踐者。在台灣高齡化的時代，將「高齡」轉變為「樂齡」，是一個非常重要的觀念。

文中完整敘述從她自身受傷爬起來，到成為馬拉松跑將，如何從低強度到適合自己的強度運動，以及如何從樂齡的「肌少」，慢慢達成「積（肌）少成多」的肌力訓練；更讓有氧運動與增肌變成「你泥中有我，我泥中有你」的完美搭配。

更難能可貴的是，還將飲食與營養的重點放進書中。整體內容就是改變「生活形態」，將「高齡」變成「樂齡」，再從「樂齡」變成「樂活」，鼓勵眾多對運動怯步的民眾，也讓讀者知道如何克服花大錢買運動器材、花時間到運動中心請運動教練的心理障礙與迷思（下雨天，在家也可快走與超慢跑，不受地理環境因素的限制），簡單說，就是把「懶」字從我們的腦筋除掉！

記住，做任何運動都比沒有運動好，邁出第一步，開始運動，將為您的健康帶來長遠的益處，讓我們一起開始動吧！

推薦序 8

健康餘命屬於不斷在跑的人

——龐廣江

（前陸軍司令部化學兵處少將處長、超馬將軍，

已完成 250+ 場馬拉松賽事）

張淑鳳院長是我所景仰的馬拉松女將。院長跑馬的時間跟我相較並不長，但場場都是動人及勵志的故事，欣聞淑鳳院長要出版有關樂齡跑步、樂齡運動的專書，個人覺得再合適不過。畢竟現在臺灣已經步入高齡社會，有這本介紹樂齡跑步的書籍出版，作者又以親身經驗娓娓道來，更具說服力。

淑鳳院長跟我都是屏東公園跑步班的班友，但過去一直未曾碰過面，都是在我們跑步班的 Line 群組上，看到院長每次跑馬都上凸台（得獎上台）的照片，都會心想：「為何大家都說恭喜院長上凸台？她是從事什麼工作？何種職位？大家為何稱呼她院長……」疑問重重，直到詢問友人才驚訝得知淑鳳院長竟是我們屏東知名的民眾醫院院長。心想「院長不是應該公務繁忙嗎？怎麼可以有時間跑步，還場場上凸台！」內心深處對淑鳳院長充滿好奇、景仰與欽佩。

兩年前總算有機會見面，並常在臉書看到她分享賽事經驗及心得感想，個人最崇拜院長的地方主要是「非常自律與自我要求嚴謹」，不管出差或是旅遊，必定早上都會外出運動跑步，始終如一，從不間斷。

另外，院長幾年前曾經出過嚴重車禍，當時我們班長還說院長以後可能無法再跑步了。但她毅力驚人化不可能為可能，不僅傷勢痊癒還愈跑距離愈遠。從半馬、全馬到超馬，跑步時間及距離愈來愈長久，重點是成績依舊亮眼，這中間付出的時間與努力非我們所能想像。看著院長平時在醫院照顧病人的態度與用心程度，就跟她跑馬的精神一樣，都是有耐心與毅力的一步一腳印前進。

2024 年初，院長準備跑台北超馬 12 小時賽，賽前鉅細靡遺地詢問我有關需準備的細節與注意事項，可以看出她的認真態度與用心準備。所以，當創下佳績的時候，也在現場的我更是為她感到非常高興。

其實，跑步不需要太多技巧，也不受年齡等條件限制，適合每個人，只要能夠找到自己喜歡的步調與節奏，加上足夠的紀律與堅持，不管男女老幼都可配合進行這項運動，長期下來更是有益身心健康。近年來我在馬場上看到許多已經七十多歲甚至八十多歲還在跑全馬的前輩，真的佩服他們驚人體能與毅力。

成功不是屬於跑最快的人，而是不斷在跑的人。

俗話說：「人老腳先衰」，尤其更適用於樂齡長者身上。淑鳳院長這本書衷心推薦給大家閱讀。書中各章節有條不紊都是院長的親身體驗，內容敘述也很實用，不管是養生、運動程序步驟要領或是訓練準備與運動傷害的防治等方面，都有淑鳳院長現身說法的獨到見解與親身經驗，大家可以買一本回家詳讀，尤其是對家裡有樂齡者而言，更是一大福音，對自己從事運動的身心靈健康助益良多，也是世面上少見專為樂齡者運動的專書，強烈推薦這本值得閱讀的優質好書。

推薦序 9

醫師跑者最具體的五感健康建議

—— **林青穀**（暢銷書作家、家庭醫師）

本書記錄了我最敬佩的大學姐——張淑鳳醫師，以實際行動挑戰自我，並展現樂齡生活豐富的故事。我身為家庭醫師與馬拉松愛好者，深深佩服她面對困難時的毅力與勇氣，更欣賞她如何將跑步、肌力訓練、飲食調整與心靈修煉融入生活之中，為樂齡（壯熟齡）健康與抗老化提供了具體而實用的範例。

淑鳳醫師的故事始於一場意外。車禍讓她頸椎受損，受傷疼痛與康復過程的挑戰一次次襲來，難能可貴的她選擇迎難而上。在受傷僅兩個月後，她完成了人生中的第一場馬拉松，並從此踏上了挑戰超馬的道路。她以堅定的意志突破身體與心靈的極限，用每一步證明：生命的價值不在於年齡，而在於勇敢面對挑戰！

書中不僅有她在跑道上的精彩故事，還充滿了醫師跑者具體的健康建議。她分享了如何透過慢跑重塑身體，如何運用肌力訓練維持活力，如何藉由科學的飲食管理提升運動表現與生活品質。她還將運動與身心靈療癒結合，在跑步中找到內心的安定與力量，這些內容與我一直推廣的「樂齡生活」與「五感療癒」理念深度契合。

五感療癒注重身體與心靈的全面平衡，而淑鳳醫師在書中展現了她的實踐智慧：「以『觸覺』感受身體的力量、透過飲食與運動平衡『嗅覺』與『味覺』、借由觀察自然與傾聽內心來激發『視覺』與『聽覺』的靈感。」她的經歷不僅是醫師個人健康的成功案例，更為樂齡族群提供了清晰的方向與激勵。

本書是一部動人的生命紀實，也是一分健康生活的指引。無論你是初次接觸運動的讀者，還是追求自我突破的樂齡朋友，都能從中獲得啟發與動力。用心誠摯推薦這本書，期待每一位讀者都能以它為起點，開啟屬於自己的健康與活力人生。

推薦序 10 跑步治百病——跑就對了

——**許家耀**（跑友，屏東大華慢跑協會執行長）

在跑界，我們最流行的一句話就是「跑步治百病——跑就對了」，證諸本書作者張淑鳳院長的經歷來說，真真正正是完全印證了這句話的真實性。

張院長大作提到，從受傷一直到完成 5 公里、10 公里、21 公里，再到完成全程馬拉松 42 公里，甚至到超馬 72 公里和即將挑戰的 100 公里。這一路下來，她將整個心路歷程都完整記錄下來，並用她的專業做有系統的整理及分析，相當值得我們來探討和學習。

一位專業醫師從受傷到成功的完成 72 公里的挑戰，從無到有，一路跌跌撞撞到全力衝刺的過程，令我體會到在現今社會大家都在比「誰最強」的時候，她卻在書中提到的「示弱」，無疑是非常值得大家深思和學習的一個方向。

張院長用專業的建議提醒，喜歡跑步的人除了「跑就對了」之外，還需要「量力而為」這兩點。張院長用她自身及丈夫蘇醫師的經歷比對，從醫學角度寫出一連串有系統地實驗、實證，並推演出正確跑步知識。從跑步計劃、肌力訓練、柔軟恢復、循序漸進的計劃等等，讓初學者，甚至熱愛跑步的我們，都能夠獲得新的觀念和方法，顯示樂齡跑步、樂齡運動不是盲從傻傻地跑，而是應該利用科學輔助才能事半功倍。

更難得的是，院長在書中更導入對樂齡朋友跑步的前、中、後的相關思維、觀念和方式。從學理、生理、心理、調息、飲食、營養，再到自己實際指導伸展及肌力的訓練等方方面面全部呈現，期待讓長者年齡不只是一個數據，更是一種成熟心態的具體表現。這讓筆者想起，幾年前台灣馬拉松比賽還設限 70 歲以上人士不可報名，但現在，馬場上不只不乏 70 歲以上的跑者，甚至高齡 80 歲跑者在馬場也是比比皆是。證實一件事，就是讓長者跑步、運動絕對可以提升健康生活的品質。

話說回來，張院長近年不只自己例行規律的運動，更不遺餘力在推廣樂齡跑步、樂齡運動、舉辦運動講座……等等作為，都是在實踐「真正快樂的處方」就是——健康的運動，這件事情而已。本書就是最佳的實踐指南，讓「跑就對了」完全提升到了「健康跑步，無傷完賽」這個新境界。因此，本書推薦給大家。

推薦序11 站起來，跑得比以前更遠、更久

──譚敦慈（長庚毒物實驗室護理師）

「年紀大了就要認命嗎？」這個問題，在我遇見本書的作者張淑鳳醫師之後，答案變得格外清晰。

第一次聽說這位醫師，是丈夫杰樑提起的。他說大學時的班上同學，有位了不起的女醫師，不只能用左右手寫得一模一樣好，還跟先生一起在偏鄉默默付出，照顧著許多基層的病患。當時只是聽聞，沒想到多年後，我竟會讀到這位了不起的女醫師──張淑鳳出版的、讓人感動的好書。

66歲，對很多人來說，或許正是準備跟跑步說再見的年紀。可是淑鳳醫師卻用她的故事告訴我們：人生沒有太晚的開始！即使遇上車禍，即使身體受傷，她不但沒被打倒，反而「站起來，跑得比以前更遠、更久。」從重返跑道的第一步，到挑戰超級馬拉松的終點線，她用每一個足印，踏出堅持的力量。

更令人佩服的是，她不是一個人在跑。這本書有她當了幾十年醫生的專業知識，教大家怎麼安全地運動；有她吃素跑步的經

驗，告訴我們怎麼照顧身體；還有她跌倒受傷又爬起來的故事，鼓勵每個遇到挫折的人繼續往前。

在書中，我看見的不只是一位超馬醫師的故事，更看見一盞為樂齡族點亮的明燈。她用最溫暖的文字，最真誠的分享，告訴每個對年齡焦慮的人：「別怕！勇敢跨出第一步，就有人在前面等著你。」

這真的不只是一本運動指南，而是一分寫給每個懷疑自己的人的勵志書籍。當你讀到作者如何一步步克服困難，如何在跑道上找到喜悅，你會明白：原來，人生的精彩，不會因為年齡增長而褪色。

我真心推薦這本書，不是因為作者跑得多快、多遠，而是因為她用生命告訴我們：只要願意，天天都是重新開始的機會。願每一位讀者都能從這本書中，找到屬於自己的跑道，跑出屬於自己的人生。

短文推薦 為超馬醫師嬡喝采

—— 陳榮基

（恩主公醫院創院院長、佛教蓮花基金會榮譽董事長、前台大醫院副院長）

張淑鳳醫師與夫君蘇哲能醫師是我在台大醫院神經科老同事，也是我的好學生。他們在完成專科醫師訓練後，到宜蘭羅東的一家區域醫院服務。我建議他們做宜蘭地區神經流行病學調查，完成論文發表。後來他們回到故鄉屏東市，接掌民眾醫院。在我開始參與推動安寧緩和醫療後，他們也開設了一家安寧病房中心，目前是屏東縣最多床的安寧中心。

當我在鼓吹讓失智老人與小學生相處，對雙方都有好處時，他們也在蘇醫師母校前進國小開辦失智據點，讓失智老人利用小學校園作活動，實證其對兒童及老人確實都有好處。

他們夫婦都喜歡參加路跑，對身心發展都有好處。但也受過運動傷害後克服過來，反而更健康。

她這本書提供了她個人凡而不凡的經驗，更告訴讀者應如何避免運動傷害，是喜歡樂齡跑步和樂齡運動的讀者，應該人手一冊的好書。

適合樂齡長者的健康指南

—— **曹汶龍**（神經科醫師、大林慈濟醫院失智症中心主任）

要活就要動！

50+ 以上的中老年人的活動要注意安全，包括身心靈的調適。張淑鳳醫師受過傷，用適當的運動和跑步恢復健康。這本書是非常適合樂齡長者的健康指南，推薦給大家。

與心對話的樂齡運動

—— **白明奇**（成大醫學院神經學科教授、熱蘭遮失智症協會理事長）

張淑鳳醫師是我北醫學姊，印象中就是只能仰望、成績極好的卷姊，七年級可以到台大實習的好學生。

張醫師來到屏東執業也有一陣子了，最近開始也關注失智症議題，更投入相當多的心血在教育民眾，我看了很敬佩。接著，從臉書也得知學姊開始慢跑，甚至挑戰馬拉松，但我從來不知道學姊身上原來有許多舊傷，能夠跑完每次的馬拉松都是堅持意志力與耐力的成果。現在還因此寫書，真是太棒了。

這本書引經據典介紹運動的好處，更仔細說明從事樂齡跑步與樂齡運動的正確方法，又讓我想到做事從不苟且、好學生如張醫師的生活態度。對於到現在還不能被說服運動有益身腦健康的讀者，讀完這本書一定也會被感動，就趕緊開始規劃一套持續運動的計畫吧！

最近幾年，開始造訪島內高海拔的山岳，經過長距離的步行與艱辛的攀爬，眼前終於出現難得一見的美景，這是前所未有的經驗。讓我想到曾經有位 97 歲高齡的長者寫了「養生在動、養心在靜」八個字的書法，由同窗好友徐文俊醫師轉交給我，一直掛在醫學院的辦公室裡。

而跑步和百岳登山一樣都是在修煉，抵達目標之前，長時間都是自己與自己的對話，過程中心中安靜的對話與身體耐力的鍛鍊，想必可以提升心靈素質。

很高興能為本書寫下以上幾句話，推薦給大家。

每圈都是新機會，每步都是新開始

——超馬老爹 羅維銘

嘿！想要開始跑步卻不知道從何下手嗎？這本書就是你的最佳起點！

我是羅維銘，大家都叫我超馬老爹。我跑過四次 3100 英里的超級馬拉松，但我想告訴你：每個跑者都是從第一步開始的。這本書的作者張淑鳳醫師就是最好的例子，她用行動證明：只要你想跑，什麼時候開始都不嫌晚！

還記得我剛開始跑超馬時，也是一步一步慢慢來的。看到作者在書中分享她的經驗，真的讓我很有共鳴。她說得對：超馬不是比誰跑得快，而是看誰能堅持到最後。

這本書最讚的地方是，作者用很簡單的方式告訴你：運動其實沒那麼難！不管你是幾歲，只要跟著書中的建議，慢慢來，就一定能成功。每一圈都是新的機會，每一步都是新的開始。真的太有道理了！

現在就拿起這本書，跟著超馬醫師嬤張淑鳳一起動起來吧！相信我，當你邁出第一步，你就已經是個跑者了！

作者序 持續用樂齡跑步陪伴大家

從醫療到運動，讓健康成為一生的習慣

我自幼體弱多病，父母希望我成為醫師，救人濟世。選擇神經科後，我才發現，許多腦中風與退化性疾病一旦發生便難以治癒。這讓我深刻體悟：「預防勝於治療，健康應從日常養成，而不是等到疾病來襲才後悔。」

在台大醫院神經科訓練期間，我參與「全國腦中風流行病學調查」，透過數據分析，更加理解慢性病與生活習慣密不可分。在屏東民眾醫院擔任院長 25 年，我持續推動慢性病照護、失智症照護與安寧療護，卻發現這些措施僅能減緩病情，無法真正讓人健康。我開始思考，有沒有一種方法能減少生病？甚至「最好是有一顆神奇藥丸，可以購買！」有可能嗎？當然有！那就是「運動」——它正是這顆提供長壽且身心健康的靈藥。

我並非天生運動員，甚至曾罹患肺積膿、腎絲球腎炎，中年時頸椎受傷，幾乎放棄運動。但透過培養運動習慣，我不僅恢復健康，還成為超級馬拉松選手！這樣的事實顯示了「運動真的能逆轉疾病！」

這本書將幫助你找到適合自己的運動方式，讓每一步都成為邁向健康的關鍵。因為，你一定做得到！

運動是最好的抗老處方，樂齡族也能跑起來！

許多人認為運動是年輕人的專利，年長者應該減少活動、靜養身體。然而，最新的科學研究顯示，適當的運動不僅能夠延緩衰老、增強心肺功能、降低慢性病風險，甚至能夠提升大腦健康，預防失智症。

- **跑步能降低心血管疾病風險：**提升心肺功能、促進血液循環，降低高血壓與動脈硬化機率。
- **有助於預防失智症：**運動可促進腦部血流，刺激神經生長因子（BDNF）分泌，減少認知退化風險。
- **增強肌肉與關節健康：**樂齡族最怕跌倒，運動能鍛鍊核心肌群與肌耐力，提高穩定性。
- **減少憂鬱與焦慮：**跑步會促進腦內啡分泌，讓人感到愉悅，緩解壓力與焦慮情緒。
- **提升新陳代謝：**穩定運動能夠幫助燃燒脂肪，維持理想體重，減少糖尿病風險。

長期以來，許多樂齡人士擔心運動會造成身體負擔，甚至覺得「這麼大年紀才開始運動，是不是太遲了？」我的回答是：「現在開始，永遠都不晚！」

我自己就是最好的例子！

超越自己，全新挑戰——為跑者而跑！

2024 年 2 月 24 日，我參加了台北超級馬拉松 12 小時賽，跑出了 72.964 公里的成績，獲得了女性 65 歲分齡冠軍。更特別的是，同年 11 月 23 日，我還完成了冬山河超馬 50 英里（80.5 公里）的賽事，這次比賽吸引了許多年輕時便是國手級的選手。我不僅獲得女子組總排名第 7，但更重要的是，我深刻體會到：年齡不是限制，只要願意開始運動，每個人都能活出更健康、更有活力的人生！

同年 12 月 22 日，我更首次承擔全馬配速員（Pacer）的重責大任，這是一個全新的挑戰——為跑者而跑。「為跑者而跑，是配速員的任務。」這句話深深打動了我。

陪伴初學者學習，與高手對戰相比，或許沒有那麼刺激，但卻是更具意義的事情。因為這讓我學習到「關懷與陪伴」的重要性，也是我希望透過這本書，激勵更多樂齡族踏出運動的第一步。

感恩同行，珍惜每一分支持與陪伴

歲月匆匆，不知不覺間，人生已走到可以回首過往、細數感恩的年紀。在這段旅程中，我深知，沒有一路陪伴的貴人與摯友，便沒有今日的我。因此，藉由這個機會，我想向所有曾在生命中給予我支持與鼓勵的有緣人，獻上最深的感謝。

首先，要感謝我的父母兄姊，從小給予我愛與養分，讓我得以成長茁壯。感謝求學時期一路相伴的師長與同學——台北大理國小、大理國中、北一女中、台北醫學大學、台大公衛研究所、南華大學宗教研究所的恩師與學友，感謝你們的啟發與教誨，讓我在知識與人生的道路上不斷前行。

在職涯的旅途中，我也要向曾共事的長官與同仁致謝——台大醫院、署立桃園醫院、羅東博愛醫院、民眾醫院的醫療夥伴們，感謝你們在專業領域中的合作與支持，讓我能夠不斷學習與成長。感謝屏東百合扶輪社的社友、公園路跑及大華慢跑的跑友，因為你們的陪伴，讓我的運動之路更加精彩。還有福智團體與其他宗教團體的師友，你們的智慧與關懷，豐富了我的心靈世界。感謝心生力體能工作室的林老師，以及可爾姿女性健身房的朋友們，讓我在運動與健康的領域中持續精進。

另外，當然更要特別感謝我的先生——蘇哲能醫師，從大學班對、同事到人生伴侶，一路同行，尤其是在我頸椎受傷最脆弱的時刻，無微不至地照顧與支持，讓我深刻體會到真正的相知相惜，這份情誼，實為我累世修來的福分。

最後，我要感謝原水出版社的邀請與鼓勵，讓這本書得以問世，將我的經驗與理念傳遞給更多人。我真心期盼，這本書能夠幫助更多樂齡族群找到健康與活力，重新燃起對生活的熱情與希望！

樂齡醫學小教室

疾病之三段五級防治

初段預防是針對易感受期而設。藉由改變個人的易感受性，或是降低暴露於病原的機率，以達到避免危險因子發生作用的目的。分成兩級：（1）促進健康（health promotion），目的在增進宿主身心的健全，以期抵抗各種病原可能侵襲。（2）特殊保護（specific protection），目的在於針對特定的疾病，採行各種防護保健措施，以避免或減少該疾病的發生，如打疫苗、戴安全帽、戴口罩、穿防護衣等。

次段預防針對疾病早期發展而設。藉由早期診斷和適當治療以防患或阻滯臨床前期和臨床初期的變化，使得疾病在最早期階段就被發現和治療，以避免併發症、後遺症及殘障的產生。

末段預防：（1）限制殘障（disability limitation），臨床病例不再惡化成暫時性殘障，或是暫時性殘障者不繼續惡化成永久性殘障。（2）復健（rehabilitation）：遭受永久殘障的病患，恢復自立自主的能力。（3）無法恢復時仍有照護空間，如長期照護及臨終安寧療護。

PART 1

不可能的任務
車禍後重回跑道

2014 年的一次意外，讓我體會到生命的脆弱，也啟發我更珍惜每一天。

我用跑步作為康復的起點，從 **5** 公里到 **10** 公里，再到半馬、全馬，甚至挑戰超馬。

在一次次跌倒和傷痛中，我學會了堅持，也學會了如何用醫學知識照顧自己。

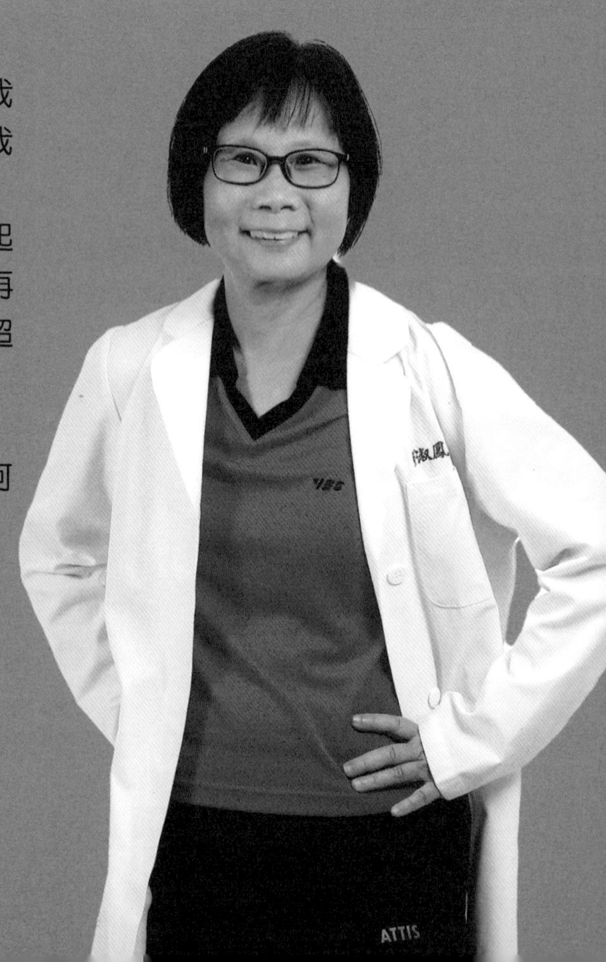

1. 災難的開端 —— 車禍和摔倒的經歷

| 因為車禍，想更有意義地活著

| 為減重而跑，為堅持而報名馬拉松

| 車禍後 2 個月，完成初馬

| 在半馬中摔倒，引發嚴重疼痛

2. 艱難的康復旅程 —— 開刀與否的抉擇

| 以保守治療，面對頸椎神經壓迫的痛苦

| 考慮接受危險的頸椎手術

| 繼續保守治療，並學會示弱

3. 停跑 3 年，從負數開始

| 揮別疼痛，重返跑道

| 協助跑步訓練的工具

| 克服對跌倒的恐懼

4. 國家認證 —— 老人挑戰超馬

| 在全馬取得優異成績

| 加強重訓及核心肌力訓練

| 持有敬老卡的馬拉松第一名

| 首次參與超馬，最後一名完賽

| 在台北超馬 12 小時賽破紀錄

1 災難的開端——車禍和摔倒的經歷

「遭遇任何事，莫擾歡喜心；憂惱不濟事，反失諸善行。
若事尚可為，云何不歡喜？若已不濟事，憂惱有何益？」

——《入行論》第六品安忍，寂天菩薩

因為車禍，想更有意義地活著

2014 年 1 月 2 日傍晚，我發現自己趴在馬路上，全身劇痛，摸到臉上、額頭上黏黏鹹鹹帶有腥味的液體，喔！我受傷流血了。我剛從昏迷中醒來，有點恍惚，想起來了，剛才是跟先生在醫院對街的餐廳吃晚餐，為了趕回醫院看急診，所以獨自穿越馬路。應該是出了車禍，被撞倒在馬路上。有人靠近來關懷我，我連忙說：「送我到民眾醫院，我是民眾醫院院長。」

我被撞倒在通往醫院緊急處置室的斜坡路上，忘了自己是如何被送入急診的（有一點車禍後失憶）。急診員工認出車禍流血的人是院長，找來副院長（我先生蘇哲能醫師）做緊急處理。經初步檢查，我的意識狀態還好，可以回答簡單問題，沒有骨折，四肢可以動，只有多處挫傷（尤其是頸部、肩部及雙上肢）。比較嚴重的是前額的撕裂傷，流了很多血，先縫合傷口，再緊急安排頸部 X 光及頭部電腦斷層檢查，然後辦理住院。

當時頸部挫傷有一大片瘀青，頸椎有些微移位。住院後，傷口清理乾淨了，也貼上了紗布，但我總覺得有一處位於左前臂的傷口非常疼痛，沒有被處理到。因為頭頸部受傷，我無法用視覺檢視傷勢，只能用感覺及觸摸的，感覺到很痛的地方沒有紗布覆蓋，便請護理人員幫我檢查一下。奇怪的是，她回答我所指的地方說沒有傷口啊，我覺得納悶，但也只能接受。身為病人，我受傷疼痛又虛弱，只想趕緊療傷止痛，快快恢復健康。

多年後憶起，經過我這神經科醫師專業判斷，應該是頸部神經根受到傷害，產生不正常神經衝動所產生的錯誤疼痛知覺。

4 天後，我可以勉強下床走動，意識清楚，考慮到還有一堆醫療及行政業務等待處理，就要求辦理出院，開始工作，真是勞碌命。事後，先生調出監視錄影帶（車禍現場剛好在醫院監視器監視範圍）仔細觀察，發現我是被一台完全沒有減速的機車撞飛，在空中轉了一圈才落地。我對整個事件完全沒有印象，不知道是車禍後失憶，還是真的沒看到機車，而機車騎士（很巧，肇事者是我兼課的科技大學學生）也說沒看到我。

由於學佛，我相信「業未造不遇」（過去沒有造這種出車禍的業，或者跟這位肇事騎士有過因緣，是不可能出這場車禍的），我把這場車禍當作一次劫數，還清了就好，對肇事者只是告誡以

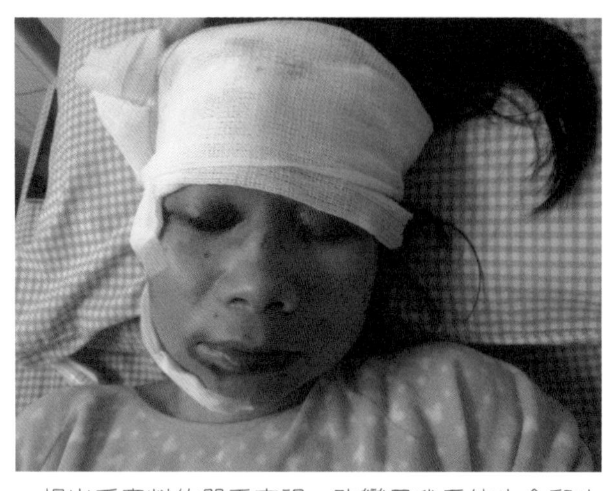

一場出乎意料的嚴重車禍，改變了我看待生命和生活的態度。

後要小心，不要再出車禍，沒有要求任何賠償。這是我第一次真實地體驗到無常。假想當時如果我被撞死了，應該不知道自己是如何死的，這讓我體會到死亡隨時會到。我出門大多是走路及使用大眾運輸交通工具，不開車，不騎機車、不騎腳踏車，在統計上應該是車禍的最低危險族群，竟然會在自家醫院門口過街時發生車禍，現在才知道台灣有一個不太好聽的外號——行人地獄。

車禍後，我更珍惜生命，希望能有意義地過每一天。我已答應一所國小有關兒童癲癇的特別演講，雖然全身瘀青疼痛，還是請員工陪同我出席完成（不知道有沒有嚇到聽眾）。擔心先生給我貼標籤，不放心我傷勢未痊癒就馬上工作及運動，我儘量表現出正常的樣子，就像沒有受傷一樣，因為我已經報名參加兩個多月後在花蓮舉辦的初馬。

為減重而跑，為堅持而報名馬拉松

1983 年從台北醫學大學畢業後，我在台大醫院神經科接受 3 年住院醫師訓練，然後到省立桃園醫院（後改成署立，再改成部立）服務 3 年。1989 年，我跟先生一起到羅東博愛醫院服務 9 年。1997 年，先生回到他的故鄉屏東服務，擔任人愛醫院的醫療部主任。我隨後於 1998 年回到屏東，在人愛醫療系統下的地區醫院民眾醫院擔任副院長。

1999 年，我接受總裁請託，擔任院長及醫院負責人，正式接掌民眾醫院的營運。當時創業艱難，面臨財務困境，業務繁忙，我身心壓力大，體重及體態倒也能維持。11 年後 52 歲的我，雖然一樣每天為醫療及行政工作忙碌，但可能心理壓力較小、生活穩定，加上年齡漸長代謝率降低，雖然已經儘量少吃（每天只吃 2 餐），體重依然節節上升，達到前所未有（懷孕時及產後除外）的 56 公斤。我從小瘦弱多病，大學時期只有 38 公斤，一付發育

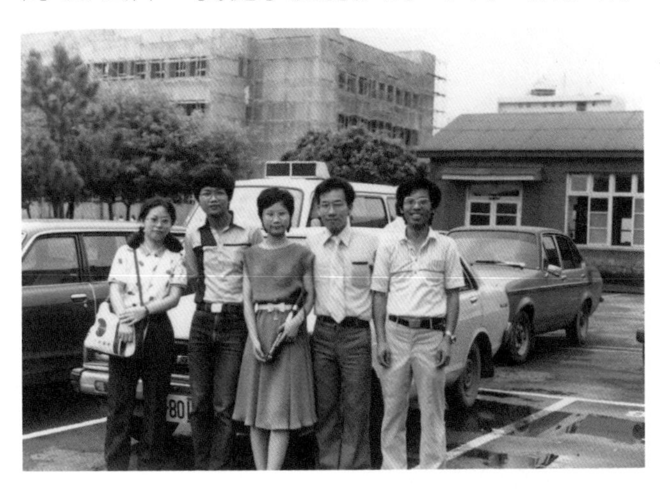

北醫醫學系畢業紀念合照。大學七年我（中）的身形一直很單薄，雖曾想藉由控制飲食來改善， 但成效不佳。
（右二為我的先生，左二為學弟侯文詠醫師。）

不良的樣子，先生婚後多年才告訴我，當時同學曾警告他說：「你真的要娶張淑鳳嗎？會不會生不出小孩？」在那年頭，傳宗接代可是結婚的重要任務。還好，我順利生了 3 個小孩，沒辜負先生的慧眼。只有 153 公分的我，自己訂的理想體重是 50 ～ 52 公斤。我每天量體重，一直想藉由飲食減重，但效果不彰。我心想：不能再這樣下去，醫學專業的訓練告訴我，運動是唯一解決方案。

雖然我在學生時代打過桌球及網球，但球類運動需要同伴及場地，也有時間限制。評估一下可行的方式，我決定開始路跑，因為只要穿上運動服及跑鞋，場地及時間不是問題，住家附近就有屏東公園。為了加強練跑決心，我邀了 3 位年齡相近的同事，報名 2010 年 3 月 14 日在墾丁舉辦的的「國境之南」10 公里賽事。

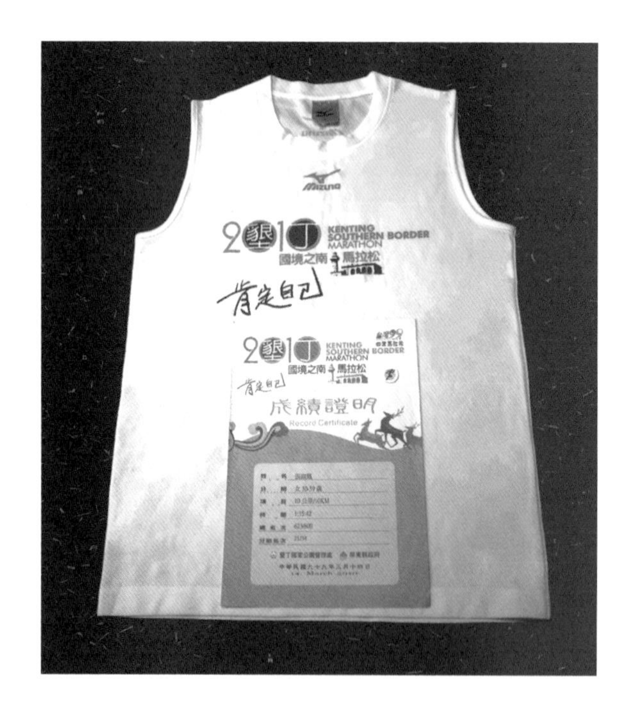

2010 年與三位同事一起報名參加「國境之南」10 公里賽事，是我人生一次重大轉變。圖為成績證明及賽事跑衣。

在這歷史性的一天，我在最後 3 公里吃足了苦頭，好累！好長！好久！雙腿不聽指揮，痛苦萬分。我只能想著病人承受的身心痛苦，告訴自己，跑步的痛苦算什麼！然後努力皈依祈求，請佛菩薩加持我跟病人減除身心痛苦。終於跑到終點線，太開心了，成績是 1 小時 15 分 42 秒，在一起參加同事中是第一位完賽者。後來 3 位同事也陸續回到終點，其實 10 公里賽事限時 2 小時，快走也可以完賽。由於工作量多，我練跑時間（跑量）很不夠，跑完幾場 10 公里賽事，都是靠邊跑邊背經典（當時我學佛的福智團體在推廣背書，我特別喜歡背《入菩薩行論》），讓心專注於佛法上，靠著意志力完賽。

有一次比賽結束，我巧遇一位福智廣論研討班的師姐，她跟先生都是參加 21 公里賽事，我大為讚嘆佩服。10 公里就夠折磨人的，如何能完成 2 倍以上的距離？師姐說：「妳能跑完 10 公里，就一定可以跑完半馬！」受到師姐的鼓勵，又觀察到她身材比我瘦弱，我心想：她可以完賽，我應該也可以（決心很重要）。於是我嘗試參加更長距離的比賽，於 2012 年 4 月 1 日在澄清湖舉辦的全國慈善馬拉松中完成我的初半馬，成績為 2 小時 39 分。這段期間，我參與比賽真的是志在參加，不在得獎，藉由賽事，鼓勵自己在忙碌工作中持續跑步。

我正式得獎是參加 2013 年 4 月 13 日在台東鹿野舉辦的半馬賽事。台東空氣好，風景佳，經過初鹿農場及許多賞心悅目的民宿，可能是心情愉悅，我跑得比較快，得到分組（女性 A 組）

第四名，成績是 2 小時 25 分 43 秒。公布得獎名單時，我嚇了一跳，因為之前都是以陪跑的心情參賽，沒想到竟然會獲獎。老實說，雖然跑步是為了健康，但得獎還是非常鼓舞人心。

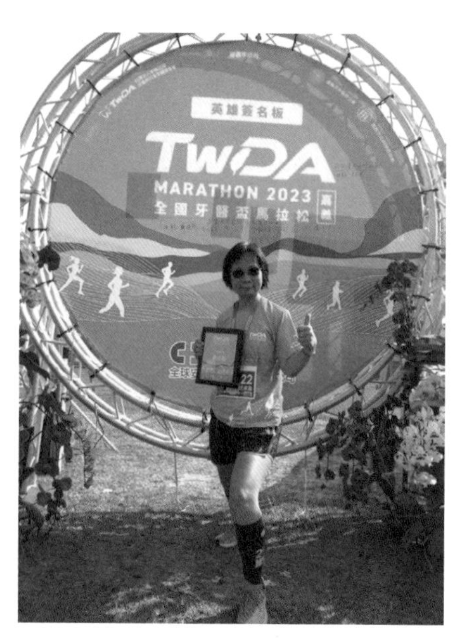

2013 年鹿野半馬首次正式得名，得到很大鼓舞，即便後來因摔倒新傷引發車禍舊疾，我仍然堅持了下來。圖為 2023 年我在牙醫盃得獎紀念照。

車禍後 2 個月，完成初馬

為了順利完成初馬，我特別挑選關門時間比較長（關門時間為 7 小時，一般賽事大都是規定 6.5 小時內完賽）的東海岸馬拉松，這是在車禍前就報名繳費的。大會提供能讓家人免費體驗的海洋遊樂場門票，可以避免先生等我時太無聊。車禍後，我持續練跑，努力表現出就像沒發生這件事一樣。在我的堅持下，先生只能同意陪伴參賽。

2014 年 3 月 15 日，離車禍受傷只有兩個半月，我順利完成初次馬拉松，成績為 6 小時 40 分。開賽 6 小時後，回收車（載跑不完的選手回終點的車）一直追著我問「要不要上車？」問了 3 次以上。我堅定地拒絕，還沒到關門時間啊！我要完賽！不要被回收！累了就慢慢走，精神好一點就快快走、偶爾帶著小跑步，還邊走邊吃補給品、餅乾、水果等，終於在關門前到達終點。原來，馬拉松也可以邊跑邊走邊吃邊休息地完成。

車禍滿 1 年後，我參加一場營隊，在不熟悉的樓梯摔下約 10 階，腳踝扭傷了。我馬上找了 1 個水桶裝冷水冰敷，並即時服用止痛消炎藥，一跛一跛完成 3 天營隊的行程，才得以回家休息。

在半馬中摔倒，引發嚴重疼痛

接下來在 2015 年 2 月 28 日，我參加在雲林舉行的他里霧馬拉松半馬賽事，心情非常愉悅，因為會經過我熟悉的福智教育園區。就在踏過終點感應線時，不知什麼原因，我突然摔倒，整個人趴在地上。終點線剛好設有醫護站，一群人急忙過來了解狀況，我跟他們說「我是醫師，狀況還好，讓我自己爬起來就好」。到醫護站處理一下小擦傷，確定沒事，我便回家了。還好已過感應線，拿到成績單，是 2 小時 46 分。

2015 年 3 月 7 日，摔倒後約 1 週，我的右上肢開始麻痛，身為神經科醫師，我自己診斷應該是頸椎出現問題，而造成頸神經根壓迫。我照了頸椎 X 光片，確實在第四、第五、第六頸椎顯示有異常。我不願意放棄跑步運動，對先生隱瞞病情，繼續練跑，並如期參加 4 月 25 日位於鳳凰谷的半馬賽事。比賽時，我的右上肢麻木疼痛愈來愈厲害，心裡清楚是頸椎出了毛病，累積了太多舊傷及新傷，已經超過自我修復極限了！無法逞強繼續跑，只能慢慢走回終點，這是我第一次在正式比賽棄賽。

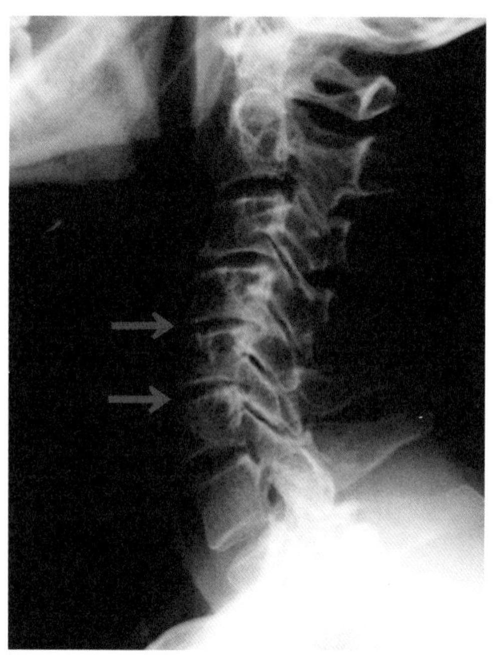
再度受傷後頸椎照X光，確認第四、第五、第六頸椎顯示有異常，造成我的右上肢麻痛，而且疼痛感不斷加劇，不僅影響了我參與跑步運動，連日常生活也受到嚴重干擾。

這一次，疼痛沒有饒過我，平常不管是坐著在門診看診，或站著在台上演講，抑或行走巡視病人，我的右上肢都要舉高才會比較舒服，就好像要舉手發言一樣。因為要一直維持奇怪的舉手姿勢，才能避免疼痛，服藥也沒有效果，已經到無法隱瞞病情的程度，我只好向先生及員工們坦承病情，積極尋求醫治，乖乖地當個病人，停止跑步運動。

不像 2014 年車禍時，我只當 1 個月病人就幾乎完全復原，這次的痛苦一直持續，連睡覺都不減。身為神經科醫師及安寧緩和專科醫師、專門治療神經痛的我，開立類嗎啡藥物及疼痛輔助藥物給自己服用，但效果很差。這時，我只能尋求其他醫師的建議及治療。

2 艱難的康復旅程——開刀與否的抉擇

「願諸病有情，速脫疾病苦！亦願眾生疾，畢竟永不生！
願畏無所懼，縛者得解脫！弱者力強壯，心思互饒益！」

——《入行論》第十品迴向，寂天菩薩

以保守治療，面對頸椎神經壓迫的痛苦

醫師常常不是好病人，我車禍 1 次，摔了 2 次，還不肯好好休息，活該受頸椎壓迫神經的折磨。不過這段經歷讓我日後遇到類似症狀的病人，能更快診斷出問題，並給予建設性的建議及適當治療。

我減少工作，乖乖遵從我先生神經科醫師及院內復健科郭醫師的建議，接受物理治療，包括熱敷及頸椎牽引。物理治療確實能改善症狀，但治療要半小時，影響到工作效能，所以我一直是有一搭沒一搭地做。但在疼痛加劇的情況下，我只能每天早上乖乖到復健科報到。還好是在自己服務的醫院，時間上相對節約，這種時候，我特別能體會溫柔體貼的物理治療師跟一般治療師的差別。

這段歷程讓我深切體會到病人的痛苦及無奈。吃西藥無效時，開始有人建議我接受中醫針灸電療，吃燉煮中藥，還有其他奇奇怪怪的民間偏方，如點眼藥水（聽說可治百病）、刀療等不可思議的方法。平常我習慣西醫的治療方式，自己又是專治神經科疾病的醫師，當然無法接受奇怪的偏方。但在盛情難卻下，我還是看了幾次中醫，喝了超苦的中藥，並接受電針治療。但我知道這只是治標，不是治本，根本問題還是在受傷的頸椎壓迫了頸神經根。

頸椎牽引雖可短暫消除神經根被壓迫所引起的右上肢疼痛，但效果不長。一天下來，我晚上還是疼痛麻木。在我看來，目前所有的治療都不是究竟的，因為歸根結柢是頸椎的問題，是頸椎歪了，壓迫到頸椎神經。

考慮接受危險的頸椎手術

我不要永無止境的疼痛及沒完沒了的治療，我想要徹底解決問題，我要開刀。之前的神經科訓練告訴我，頸椎椎間盤突出需開刀的適應症有 2 種，一種是頸脊髓壓迫，若是這種情況，下肢會很緊，肌肉張力增加，肌肉力量減弱，走路不易邁開腳步，容易摔倒，不能跑步。我下肢功能正常，顯然還沒到這種需要開刀的程度。第二種適應症則是頸神經根壓迫，經保守治療無效，疼痛已到了病人無法忍受的程度。對！這就是我要開刀的適應症。

我和先生都曾在神經科病房照顧過頸椎手術失敗而導致四肢癱瘓的病人，所以我想開刀的決定讓先生很焦慮。如果手術略有閃失，損傷頸脊髓造成四肢癱瘓怎麼辦？我是醫院院長，是醫院及家庭的重心，一旦失能，會影響到許多人。先生一直勸我，保守治療就好，但痛是在我身上，我只想趕快解決痛苦。我跟先生說：「太痛苦了，我想要手術治療，幫我找醫師，幫我找醫院。」

我看過脊椎手術後感染死亡的個案（病人有糖尿病，比較容易感染），雖然我沒有糖尿病，但手術室保持無菌很重要，要找風評好的，設備比較新的醫院。醫師選擇方面，神經外科醫師或骨科醫師這兩類專科醫師都專精脊椎手術。因為我跟先生都是神經科醫師，長期跟神經外科配合，對神經外科醫師比較熟悉。當時，剛好有一所骨科醫院在高雄成立，專門進行脊椎相關疾病的手術。該院有一位我很熟識的神經外科黃醫師。電話聯絡後，知道黃醫師剛好在屏東有兼任門診，方便我就近諮詢。仔細研究手術所需的時間及費用、合併症與風險之後，我就進了黃醫師的診間。

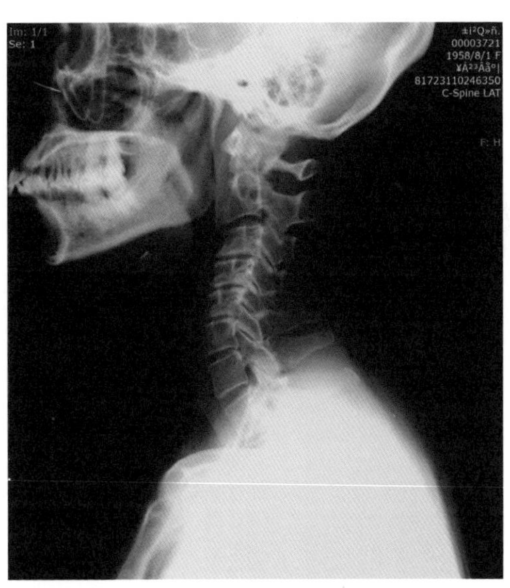

醫師看了我的 X 光片後，表示可以進行手術，而頸椎手術需要置入 2 個人工椎間盤。

黃醫師了解我的症狀

及發病經過，看了我的 X 光片後，表示可以進行手術，而頸椎手術需要置入 2 個人工椎間盤，可選擇自費或健保給付。我上網查詢，大家都推崇自費的，標榜術後頸椎活動度比較好。至於自費的費用，1 節要 20 萬以上，2 節近 50 萬。我心想：手術置入後，將來死亡火化成灰，這人工椎間盤應該燒不掉，價值不菲啊！黃醫師說可以試著申請健保給付，但要先準備資料寄給健保局，需要一點時間等待審核是否同意給付。手術總是存在風險，他建議我再進行復健及保守治療看看，之前他有一位醫師病人，頸椎退化比我嚴重，沒有接受手術也復原了。

繼續保守治療，並學會示弱

黃醫師這番話讓我重拾信心，也許自己會慢慢好起來！人都有自癒力，手術無可避免會破壞原有的頸部肌腱韌帶等軟組織結構，術後不可能恢復到跟原來一樣好，就死了開刀這個心吧！先生很認真查詢資料，建議我平常低頭看手機電腦時，要彎頭（capital flexion）就好，不要彎頸部（neck flexion）；晚上睡覺，要保持頸部自然曲線，用頸枕撐著頸部，不要用一般枕頭墊高頭

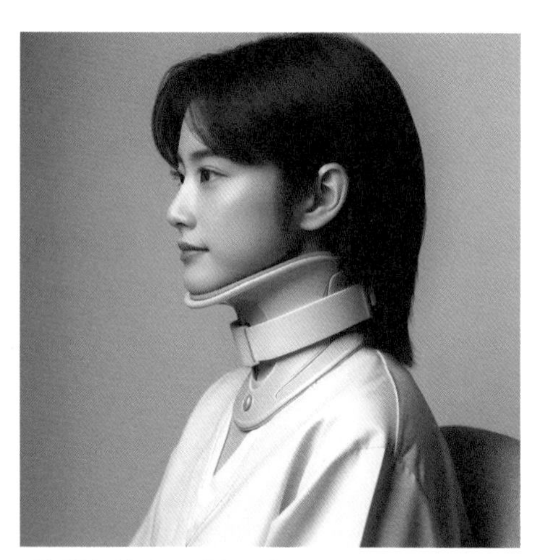

乖乖地戴上頸圈固定，以避免頸椎移動過大（示意圖）。

部。中午午睡，我是在美容用床上趴睡，讓臉部朝下陷入鏤空的洞中，讓頸部可以充分放鬆。還好我很適應趴睡，睡眠品質不錯，可以遵照建議維持好姿勢。我也乖乖地戴上頸圈固定，避免頸椎移動過大，讓頸椎有充分的機會修復。搭火車時，有人看我戴著頸圈，會讓位給我，我欣然坐下，接受他的愛心。

父親在 2014 年 11 月發生腦中風，我在 2015 年 5 月頸椎嚴重疼痛，只好減輕照顧及陪伴的責任。我不敢低頭抱他，或協助他復健及站立。我跟家人說明自己的病情，減少不必要的活動及應酬，儘量找時間休息。長久以來，我每週要護持 1 次為時 2 小時的研討班，也跟主管單位推辭了。雖然我依然是全職的主治醫師及院長，工作量還是可以略微調整。大家都應該學會在必要時示弱，要跟家人、朋友說明自己的困難，請求協助及諒解。至於我能否繼續跑步，都要等疼痛好了，才有機會再出發。

頸神經根治療方式

近來頸神經根的治療已有所進步，有超音波引導注射神經根周圍的方式，以及顯微手術等。很多外科醫師也會教導病人姿勢及運動。

③ 停跑 3 年，從負數開始

「你鼓舞了我，所以我能站在山巔；你鼓舞了我，
讓我能走過暴風雨的海；當靠在你肩上時，我變堅強；
你鼓舞了我……讓我能超越自己。」

——詩歌〈你鼓舞了我〉（You raise me up）

揮別疼痛，重返跑道

嚴重的頸神經根疼痛讓我害怕。雖然經過姿勢的調整及日常作息的改變，我的自癒能力充分發揮，不須服用止痛藥，也放下讓人極端不舒適的頸圈。 肩頸疼痛不見了，但要踏出運動這一步，我遲疑很久，因為 2017 年 2 月 24 日 的頸椎核磁共振影像（MRI），仍然顯示 C3C4, C4C5, C5C6 處有明顯的頸椎狹窄（如附圖）。我甚至告訴跑友們，我這輩子應該不能再跑了。隨著病情穩定，躍躍欲試的跑者之心又冒出來了，我開始穿上跑鞋，在跑道上慢慢行走。

2018 年 1 月 14 日，屏東高樹鄉舉辦路跑，藉以推廣當地盛產的蜜棗。協辦單位大路關國小是我參與佛法學習的福智團體所

經營，身為屏東人及福智廣論學員，我和許多學員集體報名5公里賽事，共襄盛舉。先生同意我試著短距離慢跑。停跑將近3年，終於可以開始跑步，我非常興奮，也很戒慎恐懼，生怕疼痛復發。5公里賽是沒有晶片計時的，我慢慢跑，一邊觀察身體反應，還好，一切平安。

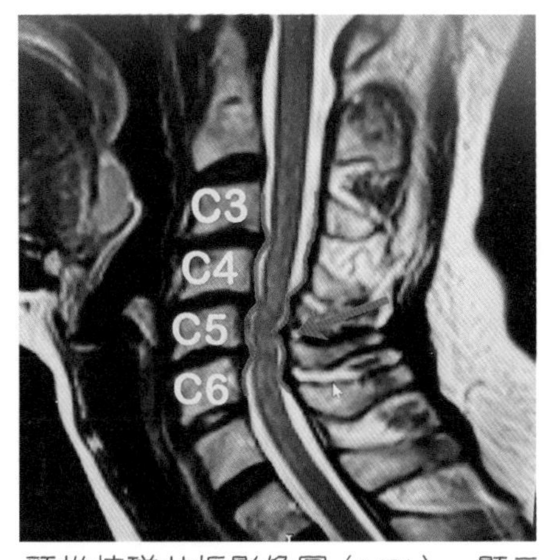

頸椎核磁共振影像圖（MRI），顯示我C3C4, C4C5, C5C6處有明顯的頸椎狹窄，讓我一度以為無法再跑步了。

我開始大約每週2次的練跑，並嘗試參與10公里賽事。2018年3月，我們醫院新聘了一位65年次(1976年)的神經科專科醫師董醫師，他顯得有點瘦弱，我鼓勵他以慢跑加強體能。他自訴運動一向是他的弱項，從未參加過路跑，不過孩子們對路跑有興趣，他願意帶家人一起陪我參與賽事。先生知道我有醫師同事隨行，比較放心我外出比賽。2018年我一共參與了4場10公里左右的賽事。

2018年4月1日，我再次參加有晶片計時的賽事，在232位女性參賽者中列為第55名。2018年6月3日參加了台南舉辦的情人盃聯誼路跑，雖然10公里競賽組有分齡，但A組分齡為55歲以上，而且只取1名，我當時為60歲，在這組排名第二，雖然沒有上台領獎，但心情很好。2018年12月9日在高雄橋頭舉辦的台糖公益路跑中，11公里賽事我以1小時13分完賽，比我第一場 10 公里路跑時用的時間還少（當時是 1 小時 15 分）。主辦單位對高齡者很友善，雖然只有 11 公里，但設有分齡，女 A 組為 60 歲以上。我很榮幸獲得了女 A 組的第一名，這給我極大的鼓勵。這證實人即使到了 60 歲以上，體能經由訓練還是可以提升的，參與賽事還是有機會得獎的。

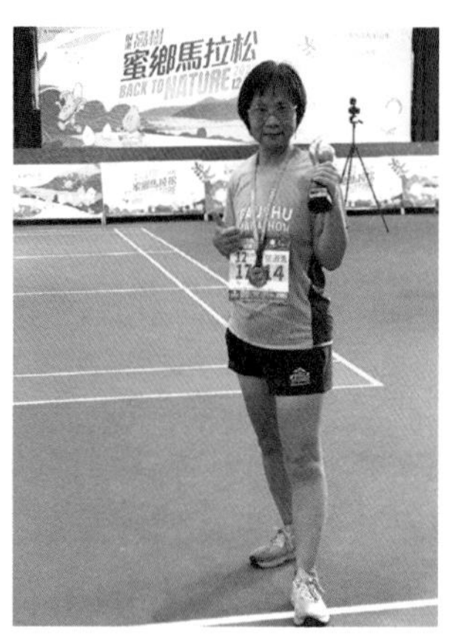

停跑將近 3 年後，2018 年在屏東高樹鄉重回賽事，照片是我在 2022 年高樹 12 公里賽事得獎。

協助跑步訓練的工具

平常我在屏東公園跑步，認識了一些跑友，他們跑步時手機會發出聲音，報告該圈的時間。請教後，我才知道有一個 APP 叫「馬拉松世界」，可以幫忙記路徑、計算時速等。後來，我得知有一種心率帶，綁在胸前可以測心跳，並可藉由藍芽傳心跳資料到手機 APP。我買了戴在手臂上的手機套，可以邊跑邊記錄。

我工作忙碌，下午 6 點以後才下班，回家已經很累了，無法安排晚上運動，所以選擇晨跑。早上有晨會時，我需要 7 點半到達醫院，所以能運動的時間相當有限。根據國健署建議，成年人應每週進行至少 150 分鐘的中等費力或 75 分鐘費力的身體活動，抑或合併進行兩者，同時也建議每週進行 2 次的肌力強化運動。為節省時間，我選用費力的跑步來達成目標，即每週至少運動 3

次，每次至少 25 分鐘的費力跑步，跑步速度定在每公里 7 分鐘左右（對年輕人來說，可能是慢跑；對我來說，是費力的快跑速度），所以每次約跑 3 公里多，跑完總是全身出汗、衣褲全濕，需要回家洗頭洗澡才能上班。

週間跑量實在不多，週一到週五跑 3 次，只有 11 公里左右，偶爾會在週六日加強跑量，大約跑 5 ～ 8 公里，遇到下雨天或工作忙就沒辦法跑，1 個月下來，跑量通常在 50 ～ 100 公里之間。起先，我會擔心一早跑完步，上班會精神不濟，奇妙的是，精神活力反而更好。這段期間，我沒有花太多精神注意如何跑快跑久，沒有請專業教練，參加賽事純粹是以「以賽代訓」的心態，每次 10 公里的賽事，可以補充這個月不足的跑量，也

張淑鳳@669148
5669
總里程
運動次數 1093 共 757 時
已連續運動 13 天
1月跑 95km
我的地圖
今日步數: 4947
MW幣: 2492
線上馬拉松
動態
個人首頁
開始運動
MW商城
更多
利用一些現代科技設備和軟體，可以讓自己更容易進行訓練工作。圖為我的「馬拉松世界」紀錄。

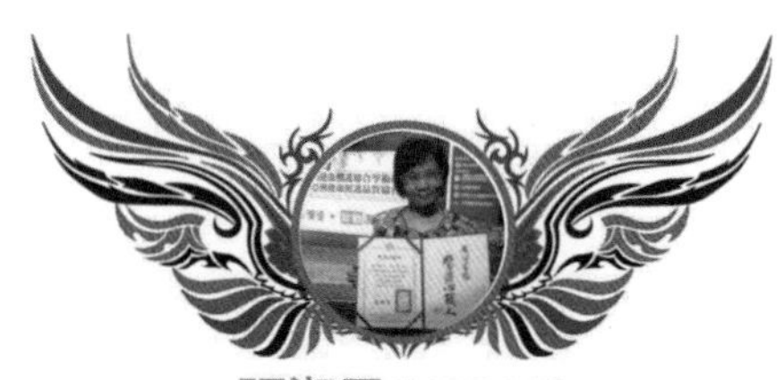

算是激勵自己規律運動的動力。

這樣的運動量只算達到減少心血管疾病的標準，不能成為有良好心肺功能的運動員。我參加賽事時遇到很多困擾，除了大腿痠痛外，腹部會疼痛抽筋，雙手擺動以加快跑速時，比腿部更加痠痛無力，腳底常常在比賽中磨出水泡。跑著跑著，我覺得鞋裡有沙子，停下來脫了鞋仔細找一找，卻沒有任何東西，後來才知道有沙子的感覺是起水泡的前兆。

我腳底起泡除了是因鞋襪不合腳之外，應該是腳底皮膚訓練不足，太細皮嫩肉了。常常練跑，常常摩擦，會增加皮膚表皮角質厚度，就更耐磨了。當然我對鞋襪的選擇要用心，要選用合乎自己寬腳的鞋型，試了很多種襪子，終於找到適合我的五趾跑襪。此外，跑步專家建議，參加 10 公里賽事，平常練習應該在 5 公里以上；若是 21 公里賽事，就應該有單次 11 公里以上的練習。我因為平常練習量不夠，能持續跑完，大部分是藉由心力支撐，超出體力負荷，所以跑完會全身疲累。

長跑選手需要孤獨的自我心靈對話，有人聽音樂，有人欣賞風景，有人追逐帥哥美女（男生常希望跟著馬尾妹），我則是背誦經典。從 2007 年起，我開始運用百遍背書法練習背書，這種方法不是硬背，而是熟讀，自然不忘。我常說，就像歌星打歌一樣，

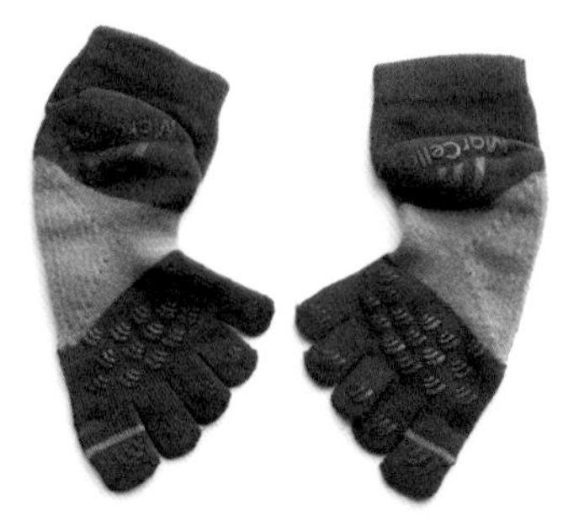

跑步時選用的鞋襪很重要，我試了很多種襪子，終於找到適合我的五趾跑襪。

走到那裡，都可以聽到這首新歌，1 個月下來就算要不記得它的旋律與歌詞也很困難。只要每天新背 5 個字，每年就能背熟 1800 個字。即使成年人記憶力較差，背了又忘，但只要堅持每天背書，每年至少也可以新背熟 1000 個字。我平常背熟的內容至少維持在 6000 字以上。跑步時，我通常每 4 步換 1 次呼吸，換背 1 個字。我個子小、腿短，步頻雖然可以達到建議的每分鐘 180 步，但步幅短，只有 70 公分，所以 1 次呼吸 1 個字，可以跑 280 公分左右。跑不動時，我會背最熟的《入菩薩行論第一品》，這品共有 700 個字，剛好可以支撐我跑完最後的 2 公里。

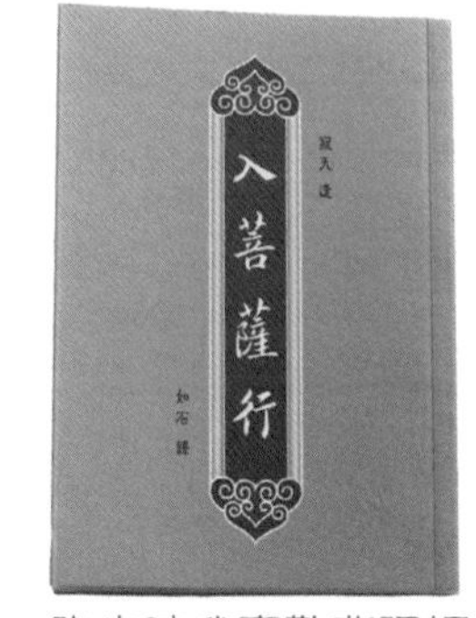

跑步時我喜歡背誦經典，《入菩薩行論第一品》是我最能熟記的經文。

克服對跌倒的恐懼

話說回來，由於有了專屬醫師同跑，先生比較放心了。我則積極選擇適合參與的賽事，靠近南部 10 公里左右，人數不是太多，而且要有女子分齡的，這樣比較能夠拿到好名次。規律運動可以增加心肺功能，增強健康體能，維持健康餘命，這些已經是很好的回饋了，但能夠得到獎盃，則是實質的鼓勵，令人興奮。2019 年 3 月，我參加南鯤鯓公益馬拉松再次拿下女 A 組第一名。我不再害怕頸部又受傷，只要小心不摔倒就可以。越野賽雖然風景好，但對我這年紀顯然比較危險，我都是參加公路賽或平坦的鄉間道路。

國民健康署（以下簡稱國健署）對成人活動的建議，其實還包括每週 2 次的肌力強化運動，因為忙碌，我沒有特別針對較弱的腹肌及臂肌進行訓練，這是我需要加強的部分。此外，柔軟度及平衡能力的訓練也很重要，多加訓練可以避免跌倒受傷。

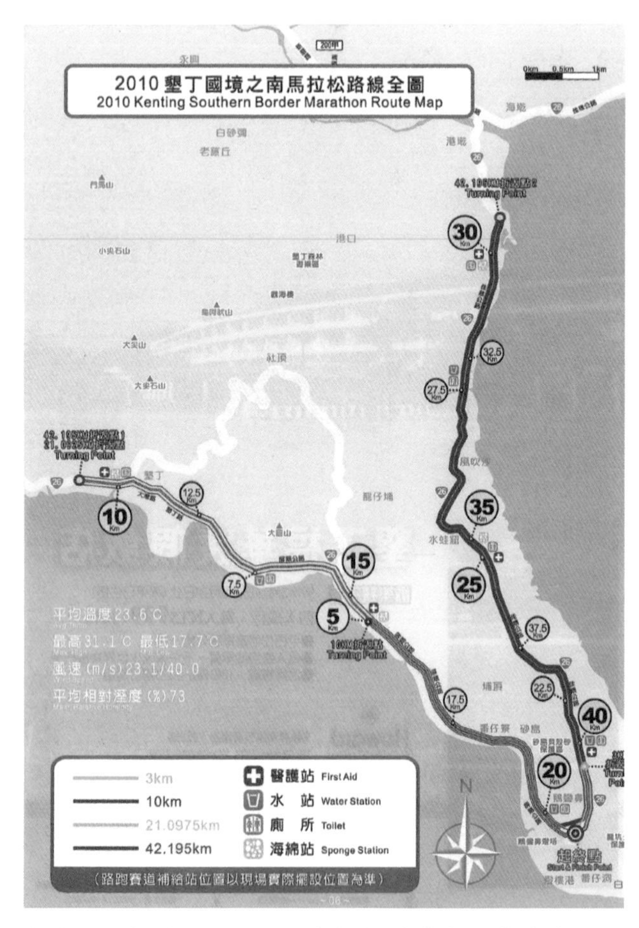

有專屬醫師陪同後，我積極選擇適合參與的賽事，譬如墾丁「國境之南」這類靠近南部、賽程 10 公里左右的比賽。圖為 2010 年墾丁國境之南賽事路線圖。

4 國家認證——老人挑戰超馬

「透過對於心續的修鍊，

我們的生命可以達到現在不可企及的一個高度。」

——《心之勇士》真如老師

在全馬取得優異成績

我在受傷前參加過 1 次 42.129 公里的全馬，等身體狀況愈來愈好，又湧現挑戰全馬的動力。2020 年 10 月 31 日，我報名參加宜蘭國際馬拉松。雖然從小在台北長大，但我的出生地是宜蘭，父母都是宜蘭人，我每年都會回鄉探親，加上曾在羅東博愛醫院工作 9 年，對宜蘭倍感親切。這場賽事會經過宜蘭公園、羅東公園與梅花湖，都是我熟悉的地方，加上我喜歡宜蘭微涼的天氣，偶爾還飄著小雨，結果竟然取得 5 小時 30 分的好成績，比初馬快了 1 小時 10 分鐘，得到女 A 組第四名，太神奇了！

2021 年，國內新冠疫情嚴重，許多賽事都停辦，政府規定外出都需要戴口罩。戴口罩跑步是非常辛苦的，加上我不習慣使用室內跑步機，幾乎是停跑狀態。還好女兒介紹我使用 Switch

的「健身環大冒險」的電腦健身遊戲，在家中客廳，每天練習至少 30 分鐘。這款遊戲好玩有趣，互動設計友善，很激勵人心。我獲得了划船能力，後來又獲得飛行能力，會飛的感覺真好。遊戲還提供各種衣服及鞋子的獎勵，可製造各種特殊功能的果汁，增加戰敗敵人的能力。經由這款健身遊戲，我的肌力訓練範圍擴大，手臂及核心力量都進步了。

2022 年疫情稍緩，第 20 屆新北市萬金石馬拉松恢復舉行，這是經世界田徑總會認證為「菁英標籤」（elite label）的路跑賽。經由院內同事介紹，我才認識這場國際知名賽事，並下定決心要參加這種大型國際賽事。全馬組限額 6000 人，需要在 5 小時 45 分鐘以內（緩衝時間 15 分鐘）完賽，報名時要附上之前的全馬紀錄。我有幸在 2020 年 10 月剛好完成宜蘭國際馬拉松，成績合格，可以登記參加。只是這場賽事有一段小山坡，難度比較高。

賽事當天，艷陽高照，選手們跑在北部濱海公路上，聽著海濤聲，吹著海風，非常愜意。不到 1 個半小時，對側受邀的肯亞高手已經折返跑回程了，那身形及速度就像奔馳的快馬，令人驚嘆不已，不枉此行。因為我跑得慢，跑到接近中午時，艷陽加上海面的反射，皮膚都曬傷了。近終點的路上，有許多跑者數著關門時間，擔心跑不完。

這一次賽事，我是用手機記錄速度，結果手機比我還早沒電，最後是看手錶計時，配合里程，自己計算還有多少時間可用。志工也高喊「快關門了，跑快一點！」無奈我的雙腳不聽使喚，差點抽

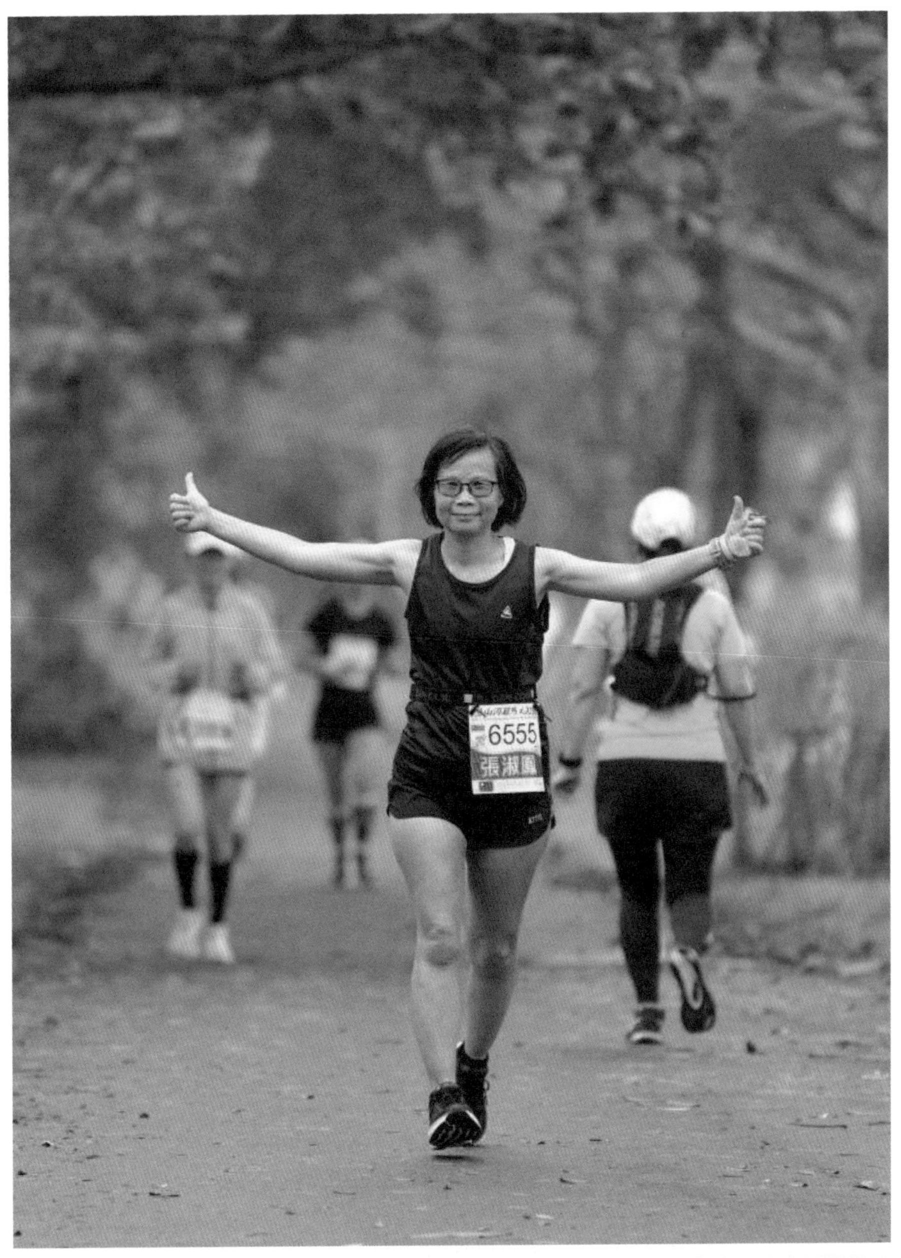

2024 年 11 月 23 日參加宜蘭冬山河超級馬拉松 80.5 公里賽事。在經歷過兩次重大意外傷害後，克服重重困難後終於挑戰超馬成功，我滿心歡喜給自己一個大大的讚。（左手拿的是可重複使用的飛跑杯，減塑愛地球）攝影者｜沈明陽（尋寶網）

筋，還好最終以 5 小時 54 分完賽。在我後面大約有 1000 人沒能在關門前跑完，實在佩服自己的努力，給自己一個大大的掌聲。

加強重訓及核心肌力訓練

在奇妙的因緣下，我認識開設個人體能工作室的建宏老師，老師很專業，理念也很好，有許多高齡學生。為了讓自己體能進步得更完整，從 2022 年 8 月起，我決定跟著老師學習，接受每週 1 次的訓練。

他幫我做了全身肌肉及柔軟度的完整評估，一對一指導我練習較弱的核心運動。我比較喜歡的核心運動是棒式、側棒式（分

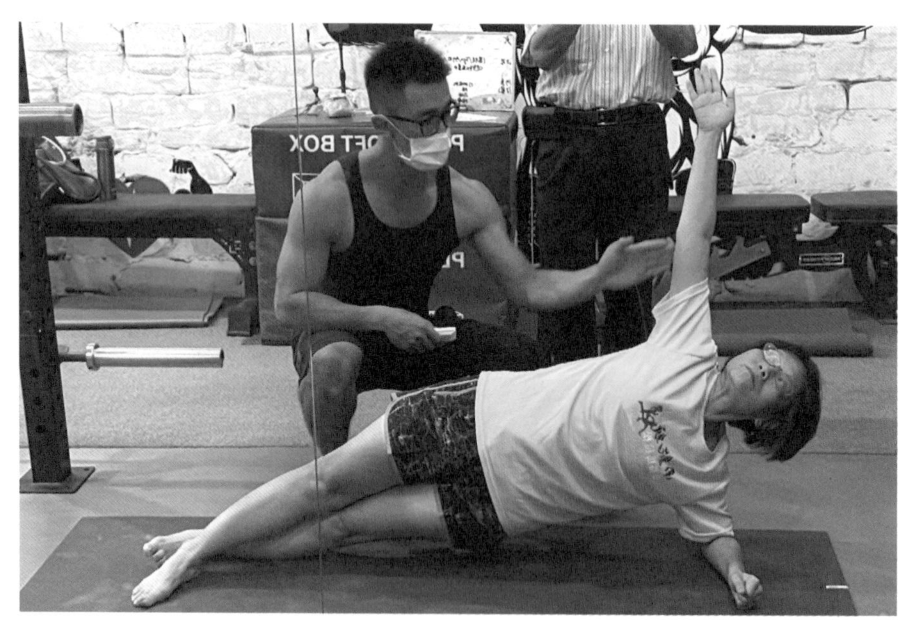

專業教練一對一指導側棒式

為簡單、中等及進階）、鳥狗式與死蟲式。我的肌力左右不等，柔軟度不夠，伏地挺身跟仰臥起坐 1 下也無法完成。

老師為我設計一些比較簡單的準備動作，練習幾個月下來，胸肌、腹肌及上臂肌慢慢長出來，自己照鏡子都會開心。但是由於老師的工作室對不開車、不騎車的我來說比較遠，需要先生接送，有時工作忙，無法配合上課時間，上了 4 個月就提早跟老師解約了。但仍鼓勵樂齡人士尋求專業教練協助，可得到比較好的訓練效果，也不易受傷。

重訓及核心肌力訓練依然是我想訓練的重點，走路不到 3 分鐘的百貨公司內新開了一家健身房，我辦了一張計時會員卡，可惜上不到 3 個月，健身房就搬到比較遠的地方。同事介紹我參加一家專為女性設計的 30 分鐘環狀運動健身房，標榜有氧、肌力、伸展三合一的完整訓練，之前鼓勵我參加半馬、全馬賽事的枚秀師姐已入會多年，讓我很安心。專屬女性，離我家只有 600 公尺，沒有交通上的障礙，因此我從 2023 年 8 月起加入會員開始規律訓練。

因為我晚上常有其他課程及會議，無法每天進健身房，但每個月至少去 8 次。會員若太久沒出現，教練會打電話提醒關懷，算是不錯的支持機制。我發現很多身材不錯的朋友，都是在這裡認真學習的會員，可見積極健身確實有塑身減重的效果。可惜開放時段太短，我在假日或清晨比較有空，健身房卻沒開放。因為很難抽出時間參與，我在 1 年後也退會了。有位在台南服務的大學同學加入 24 小時開放的健身房，他將清晨 5 點獨自「包全場」

的照片上傳臉書，讓我看了好生羨慕。屏東沒有全日開放的健身房，真無奈。

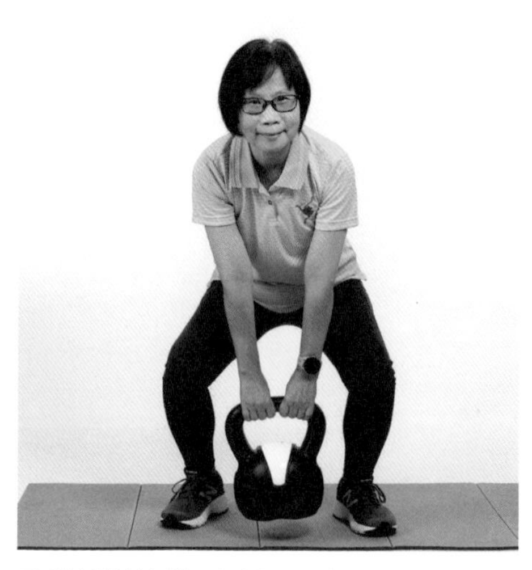
雖然沒辦法找到時間地點條件相符的健身房，但我仍然買了啞鈴、壺鈴等器材自我鍛鍊。

學了一些基本技巧後，我上網查了相關的核心運動，買了啞鈴、壺鈴等器材，就自我訓練。加強了核心訓練，我在 2022 年 10 月 30 日挑戰難度較高的日月潭馬拉松，路程有一段坡度較大，比較費力，但風景優美，因此參賽人數眾多。我成功以 6 小時 15 分完賽，是女甲組 60 歲以上第四名，這場實力強的高齡者真不少。

董醫師是比較會上網搜尋、使用 3C 產品的中生代醫師，見我熱衷馬拉松，建議我利用運動手錶來幫忙配速及訓練。我考慮許久，終於在 2023 年 3 月買了第一支運動手錶。發現 Garmin 運動手錶有提供教練，只要輸入何時參加比賽、選定教練，就會自動呈現每天的運動計畫。若再配合手機跟電腦，使用又更方便，在電腦上還可以修正或增加訓練計畫，對於我這種從小就順從老師的乖乖牌，Garmin 老師提供的服務太棒了。

我了解了一些長跑的訓練知識，最喜歡的就是慢慢跑可以訓練耐力，輕鬆跑也有訓練效果。以前因為忙碌，我偏好的練習就是賣力跑 25 分鐘到 1 小時，現在了解到慢慢跑的重要性，最常訓練的運動表單就改為慢慢跑 50 分鐘到 2 小時。慢慢地輕鬆跑到底是多慢呢？開始練習時，我常不知不覺跑快，超過規定心率而被 Garmin 手錶警告。我很懷疑每公里 10 分鐘的速度（時速 6 公里的慢跑或超慢跑）叫跑步嗎？練習很久才抓到慢跑的節奏，符合 Garmin 老師低心率的規定。

持有敬老卡的馬拉松第一名

2023 年 8 月，我邁入資深公民行列，選擇參與台南聖母廟月老姻緣紅線牽馬拉松作為紀念，是傍晚開始的賽事。為了慶祝 65 歲後的第一場馬拉松，我鄭重邀請先生及女兒、外孫陪同，也搞怪了一下，請女兒幫我買紅色芭蕾舞裙，搭配紅上衣、紅跑

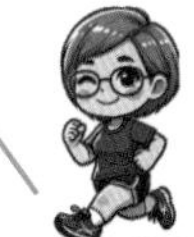

樂齡跑步小教室

長時間慢速訓練

即 long slow distance（LSD），簡稱「長課」，用於建立基礎有氧耐力，針對長距離跑步項目，尤其是馬拉松，有明顯訓練效果。練習速度以低於比賽配速 1 ～ 1.5 分鐘為基礎，心率大約是最大心跳的 60 ～ 80%，是跑步時仍能與人持續交談的速度，這樣連續跑 45 ～ 120 分鐘有增加粒線體功能的效果。

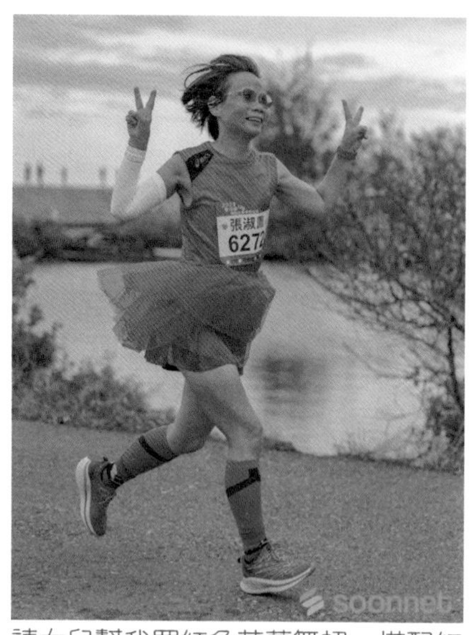

請女兒幫我買紅色芭蕾舞裙，搭配紅上衣、紅跑鞋，很有標新立異的效果。

鞋，很有標新立異的效果。我害羞地到會場晃一下，感覺別人反應還好，重點是要好好跑。下午4點開始跑，跑到傍晚路上一片漆黑，家犬吠叫，怕狗的我儘量跟上人群。我抵達終點時，先生拿出手機拍照及錄影，因為大會剛好播放熱門音樂，我開心地手舞足蹈進入會場，剛好是6小時完賽，獲得女A組第一名。先生看到我跑到終點還可以跳舞，終於認可我的訓練對體能有逆齡效果。醫院同事看到我上傳的影片，還以為是哪裡的美少女跑者。

我自己評估，目前賽事的年齡分組，對我這愈來愈高齡的跑者相當不利。小孩運動通常分為幼兒組、國小低年級組、國小中年級組、國小高年級組、國中組、高中組，但老人為何沒有細分呢？我好不容易找到每5歲分組的超馬賽事，而且有全國紀錄可供查詢。當時，12小時超馬女子組65歲的成績只有66公里，評估一下，我應該有機會可以超越，就開始請教超馬高手如何準備。

首次參與超馬，最後一名完賽

很幸運地，我剛好有一個試水溫的機會，是2023年10月

22 日舉辦的花甲少年 RUN 60 超馬賽事。起點在我住處附近的屏東慈鳳宮，沿途經過三地門、賽嘉、瑪家、臺灣原住民文化園區、禮納里部落、涼山、六堆客家文化園區，終點是長治鄉公所，包含許多我熟悉的景點，標榜輕鬆跑好好吃，標準是 10 小時以內跑完 60 公里，限額 300 人，費用只要 800 元，還有賽後餐會，真的很吸引人。我想，如果 10 小時能跑完 60 公里，那 12 小時跑超過 66 公里應該很容易。心中立定目標，如果這場可以完賽，我就報名台北超馬賽事，挑戰全國紀錄。

好事多磨，在花甲少年超馬比賽前，我經歷 1 次摔傷，1 次 30 X 30 公分的腰部二級燙傷。還好治療得宜，賽前幾乎完全痊癒。比賽當日，我又摔一跤，原因是花甲少年的賽道有一處是省道，轉彎過街時須注意雙向來車，我沒注意到車道中隔線設有玻璃貓眼，一腳踩到光滑突起的玻璃表面就整個人摔倒。當下，我趴在路上，手肘、膝蓋磨破皮，眼鏡摔飛，Garmin 手錶鏡面也磨損了，幸好沒有大車經過，阿彌陀佛！因為我意識清楚，便自行爬起，戴上眼鏡，觀察到附近有休息站，便上前尋求緊急冰敷、處理傷口。我找了椅子坐下，讓自己恢復平靜，沒打消繼續跑的念頭，因為我有遠大目標，想要測試自己破紀錄的實力。

一路上的補給很不錯，我的目標是每小時 6 公里，能跑完就好。有人跑完 42 公里全馬距離就開始步行，欣賞風景。我堅持完賽，到達終點是 9 小時 54 分，是最後一名完賽者。很隨喜自己，感謝三寶加持，沒有大意外。

在台北超馬 12 小時賽破紀錄

有了前述經驗，我開心地積極準備 12 小時超馬賽事，還不斷地提醒先生及女兒，我要到台北參加超馬，要破全國紀錄，請求他們幫忙。2024 年 2 月 23、24 日舉辦的台北超馬 12 小時分為太陽組（白天跑）及月亮組（晚上跑），同年齡的參賽者只有我報名太陽組，另外兩位是月亮組。除了我自己要好好表現，也要看另外兩位選手的狀況。女兒幫忙訂了附近的旅店，我叮嚀先生要當我的補給員，比賽時要幫忙在個人補給站準備水果、飲料、點心等。

比賽當天，天氣涼爽，中午有太陽但不太熱。從早上 7 點跑到晚上 7 點，都在台北新生公園三館周邊繞圈圈，我是跑外圈，一圈是0.6457公里，里程是以圈數計算。我不會覺得繞圈圈無聊，因為平常練習就是繞圈，而且大部分時間是背經典，只要繼續跑，12 小時到就可以完成。為了讓先生安心，我每跑完 1 圈，經過私人補給桌時，就微笑跟他打招呼，偶爾跑過去吃東西。

大會補給有香蕉和素粥，大家邊跑邊吃，還算有趣，同時段還有 48 小時賽事的選手，比我更疲累。跑完 12 小時，大會公告我的成績為 72.964 公里，等於 113 圈，多跑的 1/4 圈不能列入成績。

先生看到我即將打破紀錄，特地幫我印了民眾醫院的大紙條，要我舉牌繼續繞圈圈，大會攝影師幫我照了不錯的特寫，真開心。跑完後，我雖自認破了 12 小時女性 65 歲分齡紀錄，但正式公告要等 3 月 22 日才會更新。

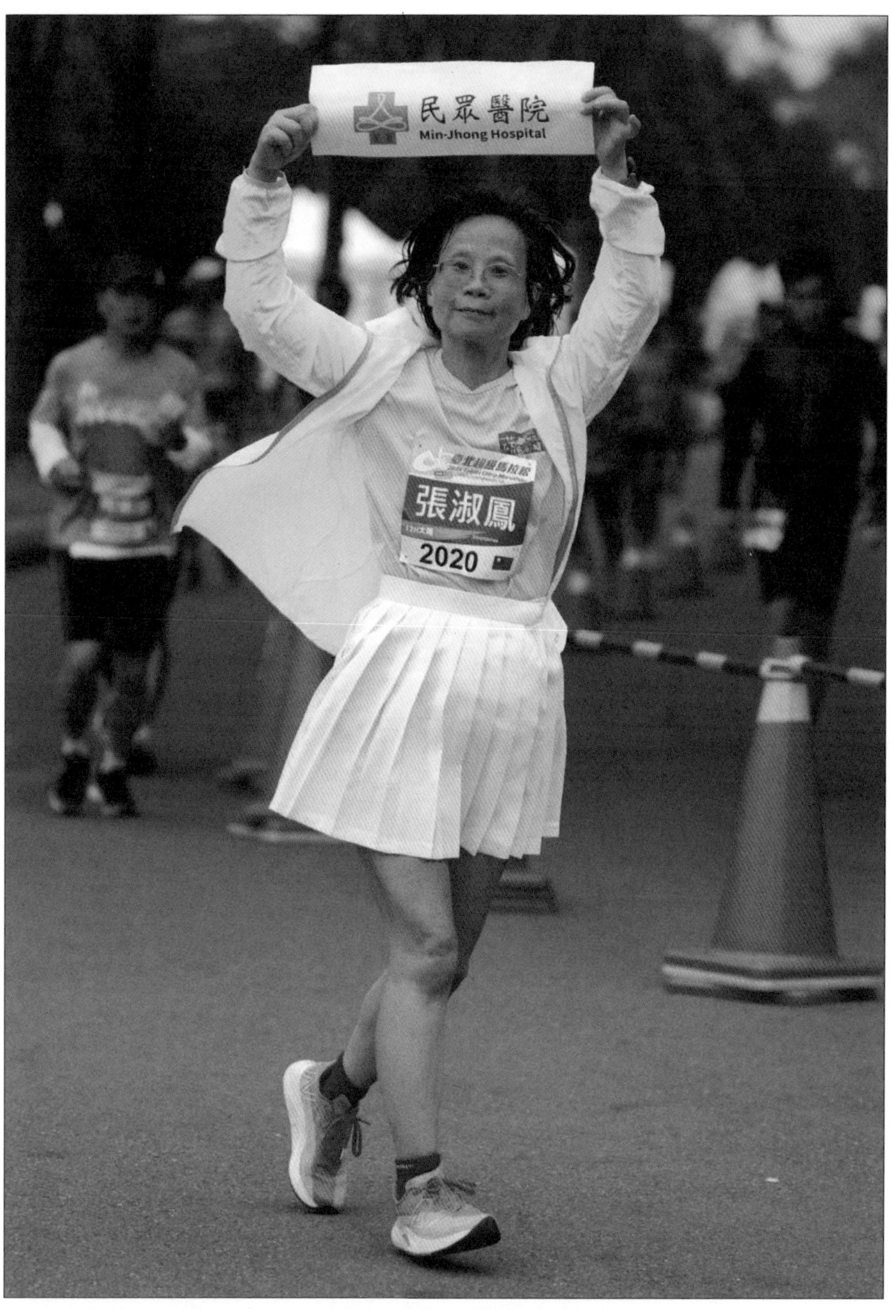

2024 年台北超馬 12 小時太陽組賽事，見我即將打破紀錄，先生特地打印民眾醫院大紙條讓我舉牌繞圈，大會攝影師幫我照了不錯的特寫。取自台北超級馬拉松官網，攝影者｜ Fu Sam Feng（尋寶網）

PART 2

50+人生升級處方 樂齡運動

過去，我也曾因忙碌的工作而忽略體能訓練，但在 40 多歲時，我意識到需要改變，開始規律的跑步與肌力訓練。如今我的身體狀態比 30 歲時還要好。

樂齡運動不僅能增強心肺功能，還能改善肌肉力量、平衡力與柔軟度。而且，運動不需要昂貴的設備或場地，只要選擇適合自己的方式，比如慢跑、快走或太極拳，就能逐步達成健康目標。

運動帶給我無數的驚喜，更從跑步中找到生命的樂趣與意義。

鼓勵更多樂齡人士勇敢邁出第一步，無論是參加社區運動課程還是開始跑步，只要堅持下去，就能擁抱健康長壽的人生。

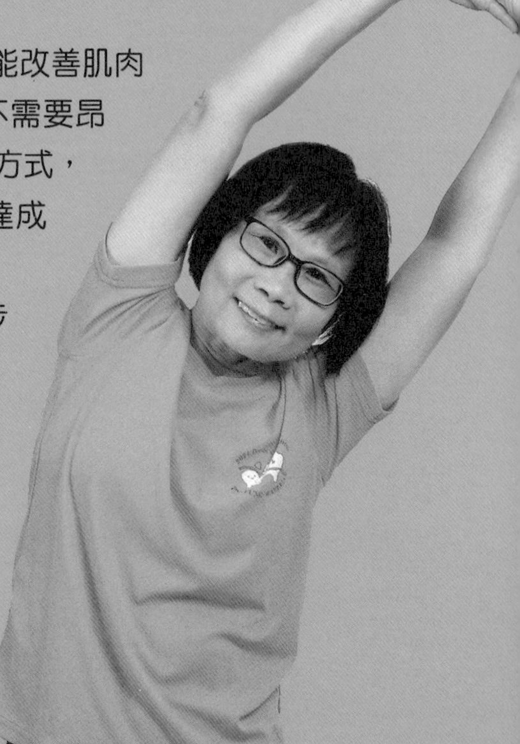

1. 樂齡運動的科學基礎

- 樂齡運動的定義
- 身體活動指引
- 4 種運動強度
- 運動量及運動強度建議
- 決定壽命的關鍵指標：最大攝氧量
- 運動種類
- 個人化運動計畫

2. 別怕受傷！樂齡正確運動要點

- 適合樂齡族的運動
- 走路、快走更適合長者？
- 減少運動傷害的事前準備
- 運動前生理上的準備
- 跑步常見運動傷害
- 運動後減輕痠痛的技巧

3. 提升肌力與心肺功能的訓練

- 肌力強化活動
- 強化肌肉兩大原則
- 樂齡族的特殊考量
- 退化性膝關節炎可以重訓嗎？
- 提升心肺功能的運動
- 表示心肺功能的「儲備心率」
- 影響運動強度的「心率區間」
- 如何藉由跑步加強心肺功能？
- 初跑者跑步容易累的原因
- 樂齡初跑者合理的跑步計畫

4. 樂齡跑步的目標設定

- 光是跑步流汗就有益健康
- 流汗後的保健與清潔
- 10 種運動目標提案
- 提升心肺功能的進階方法
- 高強度間歇訓練的好處

5. 終身運動的智慧與樂趣

- 改變對年齡的看法和態度
- 運動帶來健康與快樂

1 樂齡運動的科學基礎

「孔雀漫步毒林時，園圃藥草縱多美，孔雀於彼不生喜，
依毒精華以活命。」

——《利器之輪》，法護大師

樂齡運動的定義

樂齡，是新的年齡代名詞。一般稱 50 歲為學易之年、知命之年，60 歲是耳順之年、花甲之年，是源自古代用法。在國家社會福利及醫療上，都是依照出生年月計算年齡，稱為實足年齡或實際年齡（chronological ages）。台灣居民 65 歲以上就可以拿到敬老卡，是根據世界衛生組織的老人定義。現代人若保養得宜、不顯老，會被稱讚為凍齡或逆齡。

依照終身學習法第三條，樂齡學習是指終身學習機構提供 55 歲以上人民從事的學習活動。「樂齡」一詞與英文「learning」諧音，正如孔子所說：「發憤忘食，樂以忘憂，不知老之將至。」經過政府數年推動，此詞已廣為一般人所使用，藉此鼓勵長者活

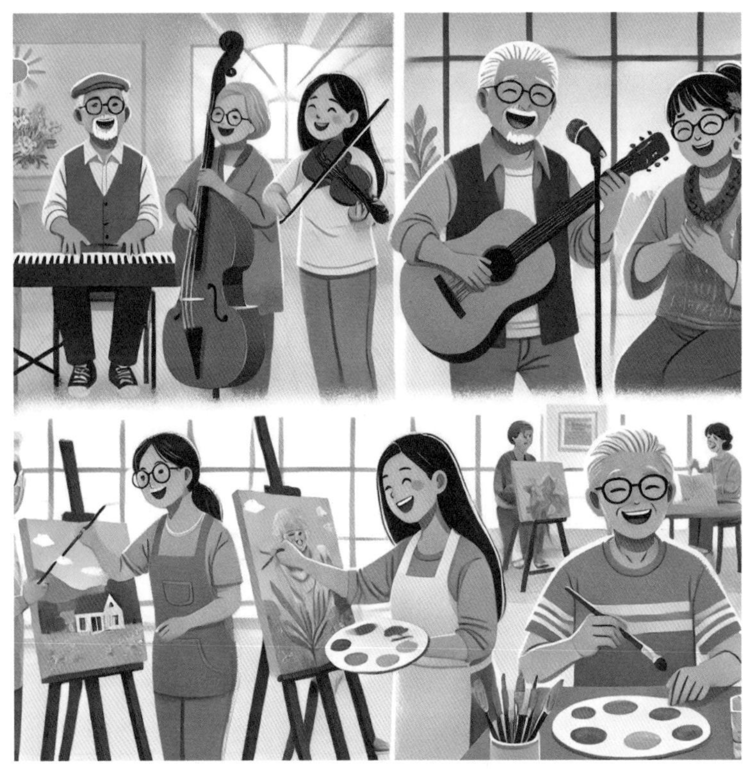

樂齡族開始學習樂器、唱歌、畫畫、語言、寫作、電腦等，
都是非常好的自我超越與實現。

到老、學到老。

樂齡學習的面向很多，包括：養生保健、家庭與人際關係、自我實現與生命意義、生活新知、環保人文及興趣嗜好等多元學習主題，其中養生保健方面包括：銀髮體適能、健康養生、飲食營養、心理健康等。

身體活動指引

體能與健康是幸福非常基本的條件，每個人都希望高齡長壽，國人不健康餘命長達 7 ～ 8 年，如果長壽是失能換來的，日常生活需倚賴他人，造成家庭社會的負擔，相信都不是自己所希望的。老人並非是失能的代名詞，只要多加努力，大部分的長者都可以健康活到老。研究顯示，生物生存的目的在於傳宗接代，只要過了生育年齡，生物學上趨向死亡的機制就會引發。要延後死亡凋零的機制，就要活得像有生育能力的年輕人，我追求的就是這種逆齡生活。

「推展全人全程健康促進，營造健康友善環境，推動整合型的慢性病預防策略，追求全民健康平等」是衛福部國健署的重要施政方針，其出版品《全民身體活動指引》是以專業知識及科學證據為基礎，對各生命週期及特殊族群，提出身體活動量的具體建議，非常值得參考。該指引希望將身體活動的推廣提升至更積極的「運動」層面，對於健康促進將會有更大效益。

缺乏身體活動與不當飲食是造成非傳染性疾病的兩大因素，世界衛生組織直接將缺乏身體活動視為心臟血管疾病的主要危險因子。身體活動量足夠的成人，罹患心臟病和中風的機率較低，血壓及血脂肪也較低。每週累積 150 分鐘的中等費力身體活動，就可顯著降低罹患心血管疾病的風險，而每週達到 200 分鐘可降低更多心血管疾病的風險。每週從事 120 ～ 300 分鐘中等費力以上的身體活動，可以降低髖骨骨折的風險。規律運動的好處有很強的科學實證基礎，請參考以下表格。

實證基礎	兒童和青少年	成人和老年人
強力實證	強健心肺和肌肉 強健骨骼 促進心血管和代謝性功能的生理指標 理想的身體組成	強健心肺和肌肉 避免體重的增加 減輕體重 預防跌倒 請知功能較佳（對老年人） 減少憂鬱 降低低密度脂蛋白 降低罹患高血壓的風險 降低罹患第二型糖尿病的風險 降低代謝症候群的產生 降低中風的風險 降低罹患冠心症的風險 降低罹患乳癌的風險 降低罹患大腸癌的風險 降低早發性死亡率
中等 - 強力實證		減少腹部肥胖 較佳的身體功能（對老年人）
中等實證	減少憂鬱的症狀	體重減輕後的體重維持 增加骨質密度 促進睡眠品質 降低髖骨骨折的風險 降低罹患肺癌的風險 降低罹患子宮內膜癌的風險

出處：《全民身體活動指引》

4 種運動強度

評估運動強度的方式有很多，有個簡單的分類方式是以說話難易來區分，不必使用任何測量工具。根據國健署資料，身體活動強度可分為四大類，其定義及說明如下：

(1) **費力身體運動（high-intensity exercise）**：持續從事 10 分鐘以上時，無法邊活動邊跟人輕鬆說話。這類活動會讓身體感覺很累，呼吸和心跳比平常快很多，也會流很多汗。

(2) **中度身體運動（moderate-intensity exercise）**：持續從事 10 分鐘以上還能順暢地對話，但無法唱歌。這類活動會讓人覺得有點累，呼吸及心跳比平常快一些，也會流一些汗。

(3) **輕度身體運動（low-intensity exercise）**：不太費力的輕度身體活動，不能列入每週 150 分鐘身體活動累積量。

(4) **坐式生活型態（sedentary）**：僅止於靜態生活的內容，不能列入每週 150 分鐘身體活動累積量。

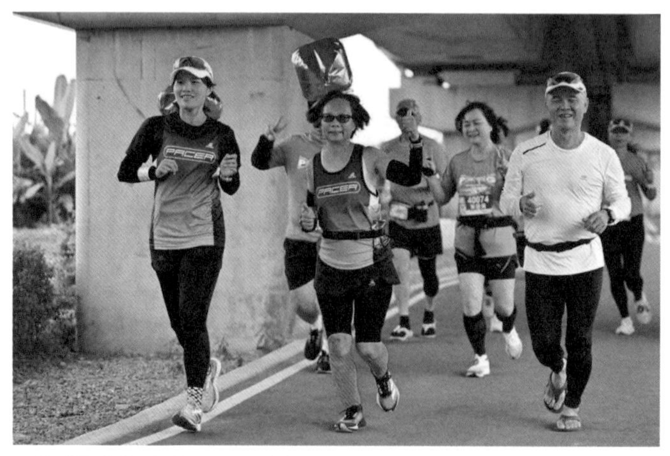

判斷運動強度有一個很簡單的方法，就是你在過程中能否順暢說話。圖為 2024 年我第一次擔任全馬配速員。

運動量及運動強度建議

美國心臟協會的建議

美國心臟協會對成人體育活動的建議：每週至少要做 150 分鐘的中等強度有氧運動，或每週 75 分鐘的劇烈有氧運動，抑或兩者結合，最好分散在 1 週內。每週加入至少 2 天中強度至高強度的肌肉強化活動（如阻力運動或舉重）。減少坐著的時間，即使是低強度活動也可減低久坐帶來的一些風險。

每週至少活動 300 分鐘（5 小時）可以獲得更多好處。

運動強度與心率

如果想客觀評估運動強度，測量心跳是簡單可靠的方式，只要用手指觸摸頸動脈或手腕撓動脈，計算 15 秒跳動數再乘以 4 即可。運動手錶、血氧機或血壓計都可測量心率數值，若要一邊運動邊觀察心跳變化，可以測量心率的運動手錶是最佳選擇。

所有想開始運動的樂齡人士，建議都要做基礎心電圖。我遇過一位馬拉松跑友，他平常看起來很健康，跑完全馬隔天卻突然昏倒，心電圖顯示完全心房心室

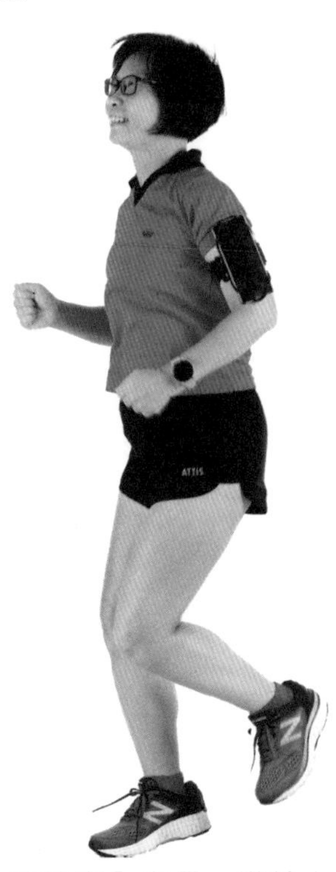

基於安全考量，樂齡人士運動前最好確認心率是否正常，運動手錶是最佳隨身測量工具。

阻斷（complete AV block），不久後發生腦中風，當然就無法再跑了。年紀大要開始運動必須謹慎一點，心電圖如果正常，或只是輕微異常，就可以放心訓練。醫學上定義正常心率為每分鐘60～100下（beat per minute，bpm），然而耐力運動選手的心跳通常在每分鐘60下以下，因為長期耐力訓練會使心臟功能變好、心輸出量增加，靜止心率比常人慢就可應付生理所需。科學研究指出，靜止時心率慢的人可以活比較久，但要排除生理異常狀況，包括：心臟疾病（如病竇症候群，sick sinus syndrome）或內分泌異常（如甲狀腺功能低下）等。使用乙型交感神經抑制劑控制血壓或心臟衰竭的人，心率也會變慢。

靜止心率

測量靜止心率前，至少需休息5分鐘。靜止心率受到很多因素影響，例如：氣溫、體溫、情緒、疲勞、壓力、藥物、咖啡因等，深睡時的靜止心率最低。根據法國研究團隊於2024年8月19在《Scientific Reports》發表的報告，靜止心率大於90 bpm的受試者，其平均壽命為70.27歲；而靜止心率小於60 bpm者，平均壽命為79.30歲，存活年數相差9年之多。佛萊明罕研究則以性別做劃分，研究團隊發現當男性心跳每增加10下，死亡率風險平均增加13%；女性心跳每增加10下，死亡率風險平均增加9%。想要降低靜止心率嗎？慢跑及有氧運動是好方法。

決定壽命的關鍵指標：最大攝氧量

最大攝氧量是一個容易了解也可以簡單（其實也不簡單）推估的健康數值，它是衡量身體在最大努力下能使用的氧氣量的指標，以每公斤體重每分鐘毫升（ml/kg/min）來表示。在運動實驗室中，VO2 Max 是通過漸進增強的運動中直接測量呼吸氣體來確定，測試者須戴上面罩劇烈運動，頗為辛苦。我於 2024 年 11 月進入高雄醫學大學運動醫學系的實驗室，進行 VO2 Max 測量，得到數值為 35.5（ml/kg/min）。（附圖見下頁）實驗室也給我心臟適能對照表，以 60-69 歲女性而言，我是在很好範圍，並不是頂尖（頂尖要在 37 以上）。

人體運用氧氣的能力非常重要，氧氣是動物生存必需的氣體，具有許多生理功能，在運動時氧氣會用來分解醣類及脂肪，再轉化為肌肉組織可使用的燃料，這時為有氧運動；過於激烈運

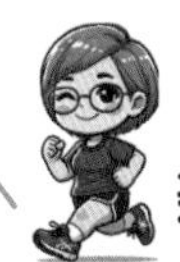

樂齡跑步小教室

運動手錶的推估功能

現代科技進步，不用進運動實驗室，只要購買具有推估 VO2Max 功能的運動手錶，戴上它運動，就可以推估測得，運動次數越多，推估數值會比較準確。目前 Garmin 手錶對我的估計是 43，有點高估。但也是歸類在前 5%，前 1% 才是頂尖。

動時，就會進入無氧運動。除了醣類，脂肪也能有效提供能量給人體，而且效率更大。這種有氧無氧能量提供方式很像現代普遍使用的油電兩用車，這種車使用油及電兩種動力來源。而人體從事劇烈運動時會使用較多醣類，在緩和運動時會使用較多脂肪，所以緩和的有氧運動減重減脂效果最好。

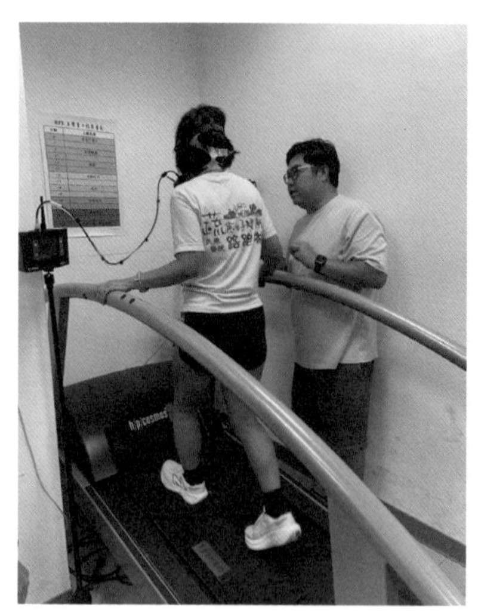

在實驗室進行最大攝氧量測試。得到數值為 35.5（ml/kg/min）。頂尖者要在 37（ml/kg/min）以上。

VO2 max 基本上受遺傳控制，但透過訓練可達到自己遺傳最大潛在的 VO2 max。VO2 max 是呼吸、循環、肌肉等系統協力運作，吸入氧氣輸送並使用的結果。從肺循環氣體交換能力、血紅素、心臟收縮能力、微血管密度到血液容積等因素都會影響 VO2 max。慢性阻塞性肺疾患、貧血、心臟病等會使 VO2 max 下降，心肺衰竭末期患者的 VO2 max 可能不到 10 ml/kg/min。有學者認為 VO2 max 是跟存活年數最相關的生理指標，簡單地說，提高 VO2 max 可讓我們健康地活更久。

我開始使用運動手錶推估 VO2 max 是 2023 年 3 月，當時數值為 39。經過 1 年半規律的運動訓練，我目前的數值為 43，這表示體能是可以逆齡的。有位在我門診看病已 20 年的病人對我說：「醫師，我是越看（妳的診）越老，醫師妳是越看越年輕。」我先生今年 68 歲，VO2 max 在沒規律運動前是 28。他有心率不整，因此不敢練跑，請教心臟科權威醫師同學後，認為跑步訓練對他的心臟有益，才放下顧慮練跑。經過半年不怎麼用心的練習，他的數值目前為 30，我期待他能持續進步。

我在臉書上認識一位 78 歲長跑長者，他的 VO2 max 為 58，這數字是許多年輕人無法企及的，這一方面是因為他有優良的遺傳體質，一方面則歸功於勤快的有氧訓練。他每天的跑量是 15 公里，月跑量超過 400 公里。他在臉書上表明自己是在 66 歲退休後才開始參加馬拉松，並鼓勵尚未運動的長者開始運動，任何年紀都不會太遲。看著自己 VO2 max 慢慢上升，也算是年長者的小確幸。只要規律運動，絕對可以得到健康長壽的回報，當然，在更遠的未來，VO2 max 下降是可預期的，畢竟老化只能暫時逆轉，逆齡不可強求。

運動種類

根據效果，運動大致可分為以下四大類：

運動功能	運動種類
① 改善心肺耐力及身體組成的運動	跑步、快走、游泳、單車、舞蹈、跳繩、球類運動、傳統健身運動……等有氧運動。
② 增進肌力與肌耐力的運動	重量訓練、仰臥起坐、引體向上、伏地挺身。
③ 增進柔軟度的運動	伸展操、傳統健身運動、體操……等。
④ 增加平衡能力的運動	太極拳、瑜珈等。

個人化運動計畫

每個人有自己的運動喜好和時間安排，要達到美國心臟協會對成人體育活動的建議，需要運用一點智慧及堅持。先找出可能的運動時段及運動地點，我選擇跑步是因為不需他人配合，場地要求低，比較不受天候影響（室內跑也可以）。

好好想一想，運動的好處和想要逆齡的期盼，趕快踏出運動的第一步！在持續跑步運動中，我學會運用運動手錶及手機運動相關 APP（如馬拉松世界），加入跑友臉書，上網報名賽事、搜尋運動相關影片教學，也與家人一起外出參與賽事。

跑步可增強家庭關係，也是一種社會參與，努力自我訓練、追求成績進步是小小的期盼與喜樂，也算尋求生命意義與自我實現。

如果樂齡人士不曾規律運動，踏出第一步的理想方法是跟著一群人，廣場舞、太極拳、氣功、超慢跑等，都是簡單易學的運動。如果到主打高齡運動的健身房，還有專屬教練指導，那更好。地方政府也提供銀髮族的健身課程，可以上網查詢及報名。

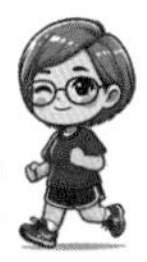

樂齡跑步小教室

設計可行的運動計畫

自己設計可行的運動計畫，儘量包含可改善心肺功能、可增進肌力耐力、可增進柔軟度及平衡能力等類別的運動。我的運動計畫以長跑為主，每週跑步 5 ～ 7 天（一般只要 3 ～ 4 天即可），可以增加心肺功能及肌耐力，平常會加上簡單重訓及核心肌力訓練，運動前後的伸展可以增進柔軟度、避免運動傷害。總之，全面的訓練可以打造更佳的健康體能。有關運動強度與心率區間我會在第三節詳述。

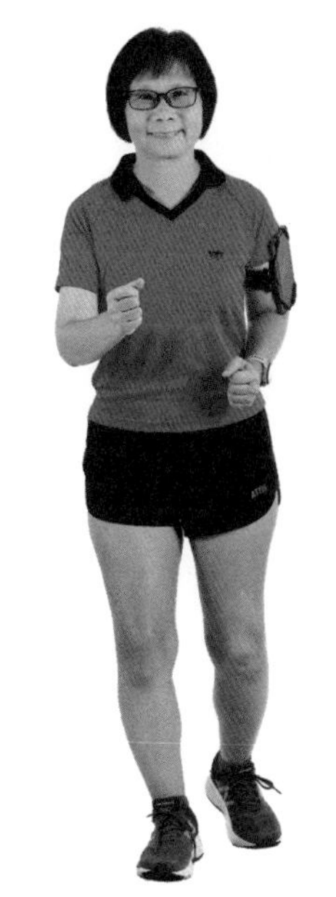

沒有規律運動習慣的人剛開始運動的時候，最好從超慢跑之類比較簡單的運動入手。

② 別怕受傷！樂齡正確運動要點

「但那等候耶和華的必重新得力。他們必如鷹展翅上騰；他們奔跑卻不困倦，行走卻不疲乏。」

——《以賽亞書》40:31

適合樂齡族的運動

某天早上，我打開手機，看到一則宣稱是醫師對 60 歲以上者的警告：「60 歲以上不可以從事的運動如下：不可以打籃球，不可以踢足球，不可以爬山，不可以跑馬拉松，不可以練舉重。」以我的醫療專業推論，籃球跟足球確實不理想，因為會有身體的碰撞；至於羽毛球、桌球、網球，我認為相對安全，但如果想拼命救球不認輸，還是容易受傷；而比起自行車，我覺得跑步安全多了，速度可以自己控制，摔倒也不至於造成太大的傷害；爬山、舉重也都是不錯的運動。

目前老人的重量訓練非常風行，與其擔心老人骨質疏鬆，會因負重而骨折，不如慢慢負重訓練，以增加骨質密度。擔心老人心肺功能退化，無法負荷馬拉松的強度，不如慢慢訓練心肺功能及肌耐力。但從事任何運動之前，都要做身體評估，要找熟悉長者運動且鼓勵長者運動的醫師諮詢。有些醫師不願承擔鼓勵運動的風險，但老實說，久坐不動對長者的健康風險更大。

我是「市民跑者」（有正職工作，利用時間規律練跑，並在路跑賽道上追求個人最好成績），開始跑步是為了減重，2010 年參加人生第一場 10 公里賽事，感覺累到快沒命，但我沒有退卻，因跑步衍生的問題也不少，包括：肌肉痠痛、膝蓋疼痛、手臂痠（光持續擺動就很累）、肚子抽筋（腹肌訓練不夠）、腳底起泡、內衣刮傷皮膚、手機臂帶磨破手臂、摔倒等。

我長期路跑，最開心的是趕高鐵很有把握，從新左營火車站出站，可以趕上只間隔 2 分鐘的高鐵。我住屏東，常有到台北、台中開會要當天來回的情況，因此常需要趕火車、趕高鐵，可以持續快跑 2 分鐘是我心肺功能及肌力耐力訓練有成的明證。一位中年朋友開始練跑的動機是趕公車時氣喘吁吁，不如學生時代，覺得一定要訓練體能才行。

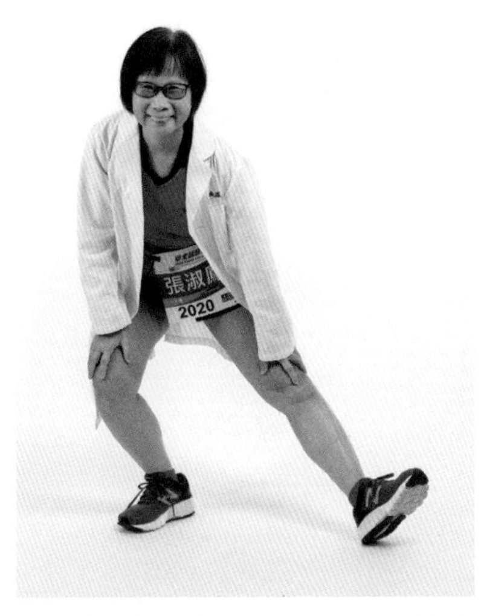

可以持續快跑 2 分鐘是我心肺功能及肌力耐力訓練有成的明證。

生理功能能力（physiological functional capacity，PFC）的定義為執行日常生活中的體能及執行這些任務的難易程度，PFC 在 60～

70歲之前僅略有下降，但此後呈指數下降。如何維持體能，不至於「起如拔樹，坐時如袋斷索」（《菩提道次第廣論》對老苦的描寫，我覺得很生動，形容站起來像拔樹一樣困難，坐下時像斷掉繫帶的袋子整個塌下）。以神經科醫師來做醫學描述，這是近端肌群無力所致，要靠肌力及耐力訓練來改善。

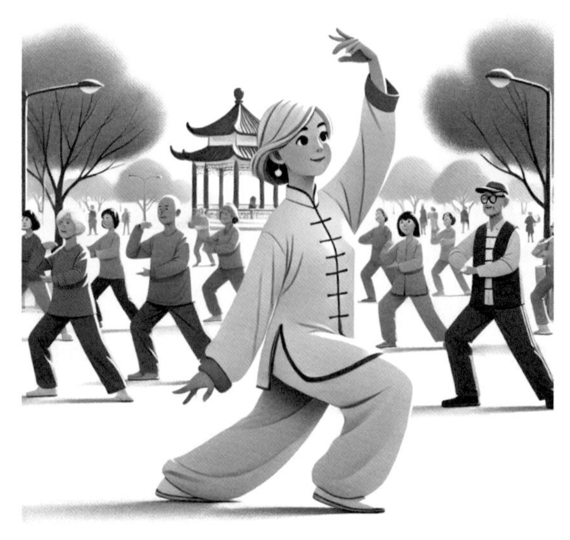
傳統的太極拳、元極舞等常見於公園社區的晨間運動，對於預防老年人的跌倒及慢性疾病都很有幫助。

樂齡運動應結合有氧運動與肌力訓練：有氧運動如走路、慢跑、游泳、騎腳踏車、跳舞等，都能有效增加心肺適能、維持適當體重；肌力訓練（核心肌群訓練與阻力運動等）可改善代謝疾病、增進體能、增加肌力與肌肉量、改善疼痛、預防跌倒。能兼顧心肺適能與肌肉量能，合併有氧運動與肌力訓練最適合長者採用。研究證實，傳統的太極拳、元極舞等常見於公園社區的晨間運動，對於預防老年人的跌倒及慢性疾病都很有幫助。

走路、快走更適合長者？

Yahoo 早安健康編輯部於 2021 年 11 月 4 日登出了「紀政的影響力」這篇報導：有一天，很少看電視的她，在新聞報導上看到了她與白冰冰的畫面，當年 53 歲的她被螢幕中的自己嚇了一跳：原來我這麼胖啊？曾是運動選手的她再次燃起自我挑戰的體育魂，決定用快走方式來減重。在無師自通下，她每天在跑步機上先暖身 10 分鐘，再以每小時 7 公里的速度快走 50 分鐘，半年就成功瘦下 20 公斤。她最胖時體重曾高達 78 公斤，但瘦下來令她最開心的不是身形變好，而是意外解決困擾她 20 年的尿失禁問題。

紀政是國際有名的運動員，大家看到報導中提到快走，便解讀為走路比跑步好，很容易就採用走路當作主要運動。然而大家有注意到紀政快走的速度及時間嗎？是每小時 7 公里走 50 分鐘，這是我努力跑步 50 分鐘所使用的速度。大部分邊走邊聊天的長者，速度大約每小時 3～4 公里而已。我先生 68 歲，是初跑者，跑步速度開始時是每小時 5 公里，目前是每小時 6 公里，只跑 30 分鐘約 3 公里，就已經氣喘吁吁了，對他來說，7 公里時速應該算是快跑了。

比起跑步，快走確實是相對溫和的有氧運動，且對下肢肌力要求較低、膝蓋負擔較小，想要持續運動又擔心運動傷害的話，快走是不錯的選擇，同樣可以增加肌力、關節靈活度及力量，並提升心肺功能，對血壓及血糖控制也有幫助，還可增加幸福感及抒發壓力。重點是快走速度要比平常快，必須達到心跳加速、微喘、有流汗但仍可說話的程度，速度大約為時速 6 ～ 7 公里；慢跑的運動強度比較強，速度約為時速 7 ～ 8 公里（有書上說要達到 12 公里，這應該是年輕運動員的水準），更能增強心肺功能及肌力，一般走路速度大約是時速 3 ～ 4 公里，增強心肺功能的效益有限。

我在屏東公園田徑場的跑道上，常看到長者邊走邊聊天，每天早上 5 點準時報到，很讚嘆他們的毅力。比起不願外出運動的長者，他們已經很棒了，但我心裡常想：如果改成小跑步不是更能訓練核心肌肉及心肺功能嗎？他們應該是誤以為跑步容易使膝蓋受傷，還有不想流汗等的障礙。

走路與跑步差別在哪裡？不只是速度，走路的時候，左右雙腳是交替著與地面觸碰，而跑步時會有雙腳同時瞬間離地的情況。走路給身體帶來的負擔是體重的1.5倍，而跑步則是3～4倍。肌力及體能不足的長者要養成運動習慣可以從快走開始，等到肌力及體能增強時，慢跑是更有效益的訓練。因為即使速度相同，跑步都必須比走路多消耗一個對抗地心引力的能量，需要更強的臀肌及心肺能力。虛弱長者如果連走路都有困難的，我建議從多次的起站練習開始，等大腿肌力進步後再進入慢走階段，然後快走。

目前頗為風行的超慢跑分為 2 種，一種稱為猿猴式超慢跑，嚴格說來是不能稱為超慢跑，因為沒有前進，雙腳更沒有同時離地，並不符合跑步的定義，運動強度也比較不足，但由於很容易入門而為許多人喜愛；另一種則與日本福岡大學體育學院教授田中宏曉（Hiroaki Tanaka）推廣的超慢跑頗為一致，書中提到用走路速度跑步就能讓身體逐漸變年輕。我相信這是大家喜歡的，也很接近我的練習方式，之後會再詳細介紹。

減少運動傷害的事前準備

家中一角、公園、田徑跑道、跑步機、健身房，這些運動場地都很好，馬路則很危險，樂齡人士可以參加路跑，但平常應選在安全、不易發生意外的地方練習，我建議選擇田徑場的跑道，因為有特殊設計，具緩震效果。但在田徑場跑道轉圈圈跑，有一邊膝蓋會承受較多壓力，如果練習時間長（如 60 分鐘以上），可考慮一半時間順時針跑，一半時間逆時針跑，只是要小心別碰撞到不同方向的運動者。

除了場地之外，多留意跟服飾、裝備與環境等有關的細節，也能大大減少運動傷害：

鞋子

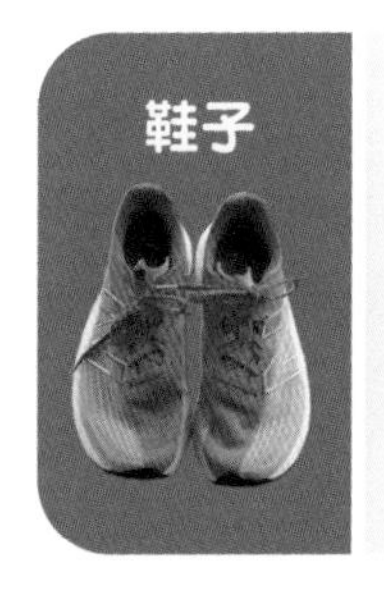

初跑練習者常有足底筋膜炎，選用適合運動的鞋子可避免受傷。各種運動廠牌都有適合跑步的鞋子，可以多多試穿。別買太重的鞋子，除了長度外，也要注意寬度。初跑者適合具緩震功能，包覆力強的鞋款。樂齡跑者不是要競速，不用買昂貴的碳板鞋。

襪子

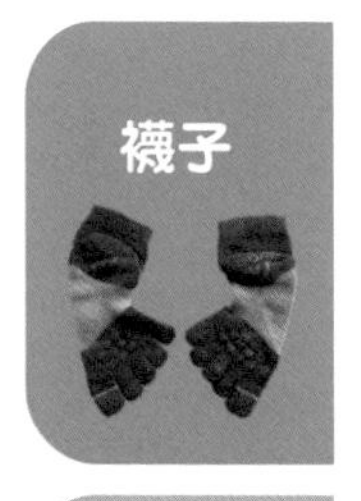

有些人可能不用太講究，但還是以厚的棉襪為宜。我為了避免腳底及腳趾起泡，穿的是跑步專用五趾襪，襪底具有矽膠止滑設計，可以減少摩擦。也有人建議穿著雙層厚棉襪。

內衣

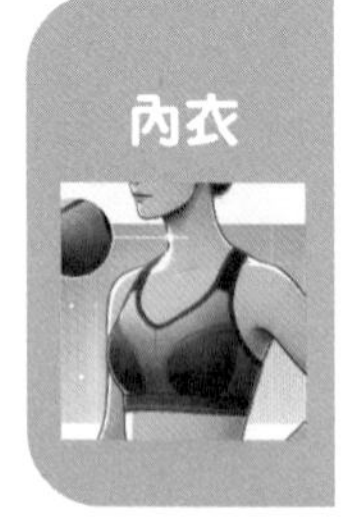

男性通常不穿內衣，但長跑時突出的乳頭偶爾會磨破流血，可使用胸貼保護；女性如果乳房較大，需要穿著有支撐力的運動內衣，我則選用一般無鋼圈、無任何裝飾的簡單內衣，因為光是裝飾的小花或較粗的邊緣，就可能磨破皮膚。

運動衣

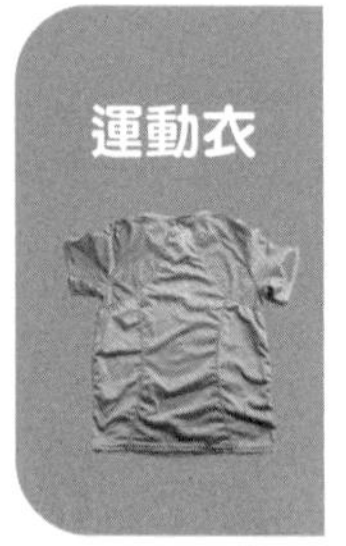

我穿普通透氣的運動服，路跑活動贈送的運動T恤都很不錯。褲子我喜歡穿含有內襯的運動褲，可以不用再穿內褲，磨破腹股溝的機率可降低。如果是夜跑或在天未亮的清晨跑步，最好選擇亮色鮮艷的或有反光設計的衣服比較安全。

護膝

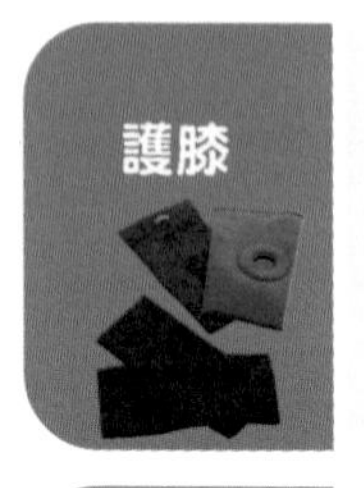

有許多款式，價差很大。之前我膝蓋疼痛，用過包覆性的護膝和一條式的髕骨固定帶，後來發現加強股四頭肌肌力即可避免膝蓋疼痛，就不再使用了。

藥物

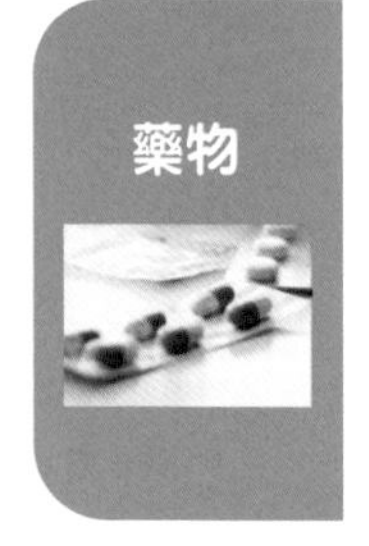

我沒有三高，所以沒有這個問題。原則上，如果有慢性病，需要按時服藥，並請教有經驗的醫師。運動一段時間後，通常三高會改善，我有一位朋友，在規律運動及控制飲食後，血糖就恢復正常，可以完全不使用藥物了。

空氣品質	台灣的空氣品質有時會到危害身體健康的程度，如果這時出外運動，反而會吸入傷害肺部的懸浮微粒，如：PM 2.5。從事戶外運動前，最好上網查詢當時的空氣品質，我則使用 EdiGreen APP，容易解讀。
氣溫及濕度	在高溫及悶濕的環境下運動，汗水不易揮發，藉由汗水蒸發來冷卻體溫的效果有限，此時身體產生的熱量不斷囤積，可能導致熱疾病的產生，如熱衰竭及熱中暑；冬日天氣寒冷，長者外出運動要注意保暖，過程中若流汗，應在運動後及時換掉濕冷的衣服，以免受寒。現在氣象預報也會有體感溫度的預測，可多加利用。

運動前生理上的準備

(1) **排空大小便：**晨跑前，我都會提早至少 1 小時起床，做一點暖身運動，並注意身體訊息，排空大小便。如果是參加比賽，我在賽前會至少提早 2 小時準備。如果不注意大號排空，運動完缺水，大便容易變硬，易導致便祕。

(2) **補充足夠水分：**早上起床後，我至少喝 500 毫升溫水（分次喝），出門運動前至少會排空膀胱 1 次，然後再補充水分。運動中若口渴，要記得及時補充水分及電解質，我通常用一半水、一半運動飲料補充。如果運動時間短，運動完再補充也可以。

(3) **暖身及伸展運動**：習慣練習伸展身上所有關節，至少包括頸部、肩部、軀幹、髖部、膝部及腳踝大關節等，可避免運動傷害。足部小肌肉的伸展運動可避免足底筋膜炎。

(4) **充足睡眠**:運動雖可幫助睡眠,但運動前也要注意充足睡眠。睡不著的話，不建議使用安眠藥，可以練習諧振呼吸，緩吸5 秒鐘，緩呼 5 秒鐘，速度為每分鐘呼吸 6 次，可以調節交感副交感神經，放鬆身心，幫助入睡。這種諧振呼吸法平常就要多練習，熟悉了，緊張或睡不著時就可以運用。

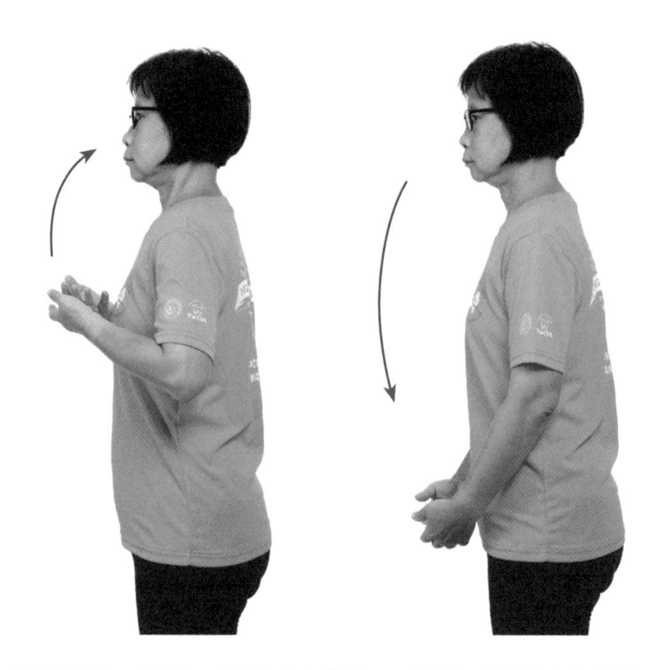

諧振呼吸，緩吸 5 秒鐘（左圖），緩呼 5 秒鐘（右圖），速度為每分鐘呼吸 6 次，可以調節交感副交感神經，放鬆身心，幫助入睡。

跑步常見運動傷害

(1) **肌肉拉傷**：這是由於肌肉過度延展而產生撕裂的情況，主要原因是暖身不足便進行激烈運動。受傷時，可能會感到肌肉有斷裂感，隨後可能出現瘀青、腫脹等。處理五大原則可縮寫成 PRICE：保護（protection）、休息（rest）、冰敷（icing）、加壓（compression）及抬高患部（elevation）。樂齡跑者跑速雖然不快，但如果沒有先做伸展運動，一開始又跑太快，還是有可能發生拉傷。

(2) **腳踝扭傷**：負責穩定和支持腳踝的韌帶，因延展過度而產生撕裂傷，常是腳沒踩穩而使腳踝落地時彎曲幅度過大所致。處理方式同上。

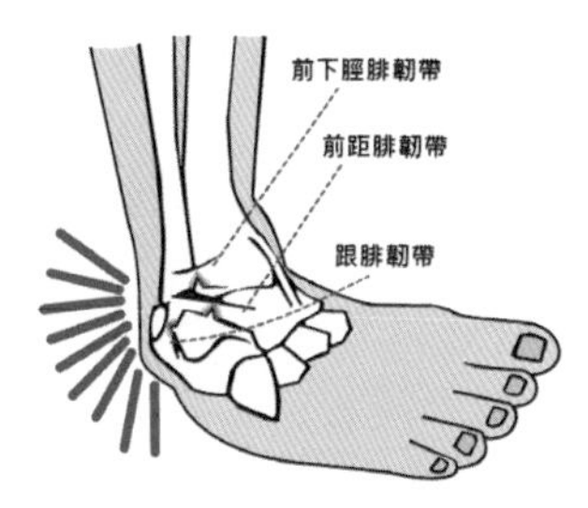

腳踝扭傷。（圖片來源：李炎諭醫師提供）

(3) **水泡**：鞋子尺寸不合（太大太小都會）、鞋後跟或襪子重複多次磨腳、一次運動量太大而造成重複摩擦等，就可能長水泡。水泡不宜刺破，通常 1～2 週會自行痊癒。若水泡較大影響日常生活，想要刺破的話，一定要做好消毒，避免感染，最好到醫療院所處理比較安全。

(4) **膝蓋疼痛**：可能是臀部和腿部肌肉無力，或跑步姿勢不正確，造成膝蓋磨損而引發疼痛。也可能是膝蓋周圍肌鍵發炎，宜稍作休息，讓身體有恢復的時間。避免膝蓋疼痛的方式是加強股四頭肌的肌力。

(5) **足底筋膜炎**：是從腳跟到腳趾的筋膜產生發炎的症狀，腳後跟與腳掌會特別感到疼痛。可以藉由伸展運動，如踮腳尖、伸長足底、按摩、冰敷來減輕疼痛。一般建議跑步時以前腳掌著地比較有避震效果。足部運動在後面章節會提到。

運動後減輕痠痛的技巧

路跑後，尤其是快速跑後，不要突然停下，要緩和跑或走一段，讓心臟及循環系統和緩下來，否則肌肉血管突然停止擴張，心臟輸出血量無法送出，心臟容易壓力過大，會令人很不舒服。記得運動完要及時補充水分及做些伸展運動。初跑者或很久才運動一下的人很容易肌肉疲勞及痠痛，多做一些伸展運動可改善，泡熱水也有幫助。若不是拉傷的疼痛，只是痠痛，我通常會建議隔天再繼續輕鬆跑就會好，稱為恢復跑。

③ 提升肌力與心肺功能的訓練

「我要像天際的雄鷹，注視著無涯的遠方，在歲月的長河中，一刻不停地飛翔。」

——《當我又見你的容顏》讚頌，真如老師

雖然我是醫師，應該懂得如何使自己更健康，但在工作很累的情況下，只能儘量找空檔休息。40 ～ 50 歲時的我認為深蹲會傷膝蓋，也覺得何必自討苦吃，因此能坐就不站，能躺就不坐，總之，只想放鬆休息，不想用力。記得 30 ～ 55 歲時，我連續工作 4 小時就腰酸背痛，一定要躺下來休息一下，出書時我已經 67 歲了，反而可以撐 12 小時以上。差別在哪裡？答案是我做了肌力訓練，尤其是核心肌力。

肌力強化活動

適合老年人從事的肌力強化活動類型，依操作方式可分為：

(1) **自身體重負荷：**如原地站立蹲伸、原地踏步、仰臥抬腿等。

(2) **非機械式的抗阻力方式：**如彈力帶、彈力繩、啞鈴、槓鈴、壺鈴等。

(3) **機械式阻力方式**：如腿部前踢鉤腳阻力機、手臂胸推划船阻力機等。

我喜歡使用自身體重負荷方式，因為不需使用器具，但配合器具運動比較有變化，效果也比較好。

強化肌肉兩大原則

要強化肌肉，必須符合超負荷與漸進性 2 項原則，以下肢肌群訓練為例說明如下：

(1) **超負荷**：指負荷比平常所能承受的更高重量，比方說，平常可輕易進行自身體重負荷的下蹲動作 10 次，若想提升下肢肌群的肌力，就可以增加下蹲的次數，如加到 15 ～ 20 次，或增加負重以增進訓練強度。負荷可用簡單方式，比如做下蹲動作時手握 1 公升寶特瓶礦泉水，目前普遍使用壺鈴或啞鈴來加強負荷訓練，重量可漸次增加。我目前習慣使用 5 ～ 8 公斤的壺鈴或啞鈴練習深蹲。

(2) **漸進性**：要能安全有效地強化肌肉力量及耐力，漸進性可避免受傷。每次訓練的強度從低至高、次數由少變多，中間要能有足夠的休息。

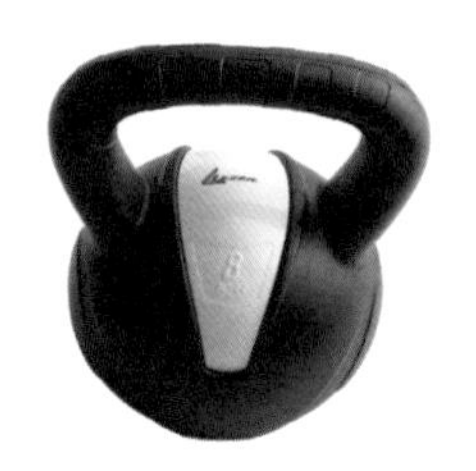
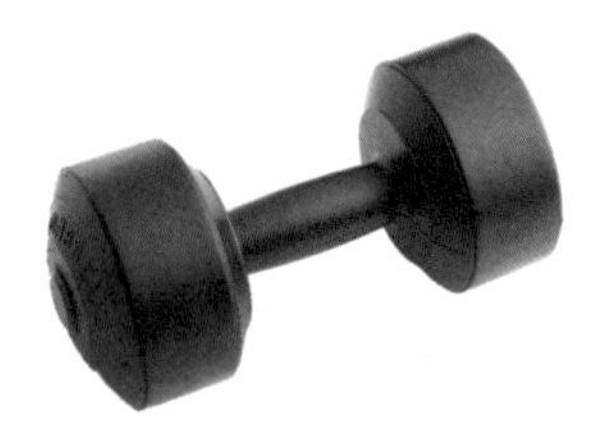

壺鈴（左圖）和啞鈴（右圖）是我目前練習深蹲習慣使用的工具，增加負重可以增進訓練強度。

樂齡族的特殊考量

身體活動量不足且體能差的樂齡族，應先著重下肢肌力的加強（如由坐姿起立），或訓練身體移動所需的平衡力（如直線走路），可避免平常活動發生跌倒的風險。強度以不疼痛的輕度身體活動為原則，每週 3～5 次，體能提升後再逐漸增加活動類型、強度及次數。

退化性膝關節炎可以重訓嗎？

研究指出輕度及中等費力的重量訓練對於退化性關節炎是有益的。重量訓練可以改善肌肉萎縮的情況，強化關節周圍的肌肉，減少受傷風險及避免關節損傷。依我的經驗，跪在地上擦地板最傷膝蓋。

提升心肺功能的運動

規律的有氧運動能促進心肺適能，頻率至少每週 3 次、時間至少 30 分鐘。如果躺著就會喘，表示有嚴重的心臟衰竭或肺部疾病，一定要去看心臟科或胸腔科醫師。爬樓梯喘其實很正常，慢慢從事有氧運動訓練，就可以增強心肺功能及肌耐力；進行有氧運動時會喘，代表氧氣輸送量多，可增強心、肺、血管功能。除了有氧舞蹈之外，長時間中等強度的運動大都可歸類為有氧運動，比如快走、超慢跑、慢跑等。根據國健署的運動指引，想改善心肺耐力，運動時心跳率應達最大心率 60%以上，達到稍微流汗並自覺有點喘的狀態。靠喘的感覺來判斷其實不太客觀，心跳速率是很好的指標。

不論使用哪種算法，最大心率還是會因人而異，除了年紀，性別和基因也有影響，需要專業測量才能精準算出。以下公式簡單好記，誤差不大，還是有相當的參考價值。以我 67 歲來說，在激烈的跑步練習中，最高心率紀錄是 181 bpm，依照計算公式推算則分別只有 154 及 162，相差達 26 及 18 bpm。因最大心率會影響心率區間的計算，能夠實際測量比較好，但推估法安全而實用。

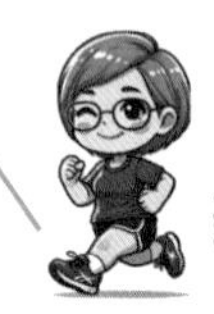

樂齡跑步小教室

最大心率

指個人心臟跳動的最大速率。不會每天變化，幾乎不受體能狀態影響，數值會隨著年紀增長慢慢下降。常見預估方式為：

方法一　220 －年齡＝最大心率

例 60 歲的人最大心率就是 220 － 60 ＝ 160 bpm

方法二　208 －（0.7 X 年齡）＝最大心率

（田中宏曉醫師發表）

例 60 歲的人最大心率就是 208 －（0.7 X 60）＝ 166 bpm

表示心肺功能的「儲備心率」

儲備心率（heart rate reserve，HRR）為最大心率減掉靜止心率（請參考第二章第一節），HRR 較高表示心肺功能比較好。我 66 歲，儲備心率為 130/ 分（181 － 51）；我先生 67 歲，靜止心率為 70/ 分，最高心率為 150/ 分（平常運動時的測量值，若以220－年紀預估為153/分），其儲備心率只有 150 － 70=80/ 分。

影響運動強度的「心率區間」

心率常用來定義運動強度，因心率和耗氧量之間有密切的關係。

有氧運動目標心率區間依最大心率計算。心率區間通常分為 5 區，有氧運動的心率範圍為最大心率的 65 ～ 79%。若年齡為 66 歲，簡單推估就是：

▶ **（220 －年齡 66）X 65 ～ 79%=101 ～ 122/ 分。**

我的有氧運動心率區間，以實際最大心跳 180 計，心率範圍是 117 ～ 142/ 分（馬拉松世界 APP 算法）。

有氧運動目標心率區間依儲備心率計算：

▶ **（最大心率－安靜心率）X 60 ～ 65% + 安靜心率**

以我的心率為例，我的安靜心率 50/ 分，最大心率 180/ 分，

（180 － 50） X 60% +50 = 128 bpm

（180 － 50） X 65% +50 = 135 bpm

我的有氧運動心率區間為 128～135/ 分，也有人稱之為 Zone 2 訓練。

在有氧運動心率區間跑步雖然輕鬆，但好處非常多，簡單列出幾項分享：

- 從強度訓練中修復體能。
- 訓練長跑中需要的慢縮肌。
- 有效增強基礎心肺能力。
- 有效減脂及維持體態。
- 改善身體機能，不容易跌倒。
- 培養耐心與堅持的信念。
- 拓展人際關係。
- 找到生活樂趣與專注力。
- 降低血壓及血糖。
- 預防中風、心臟病。
- 增強認知能力。
- 延長壽命。
- 幫助睡眠。

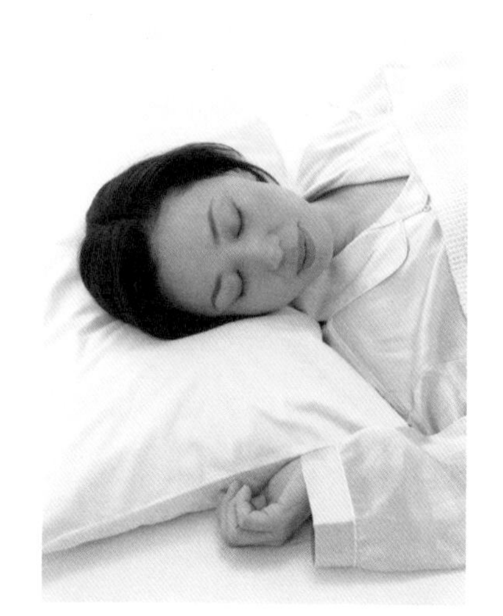

如何藉由跑步加強心肺功能？

加強心肺功能的方法，就是每週 3～5 次，進行較長時間（約 50 分鐘）的有氧運動心率區間跑步。

以我先生為例，他一開始無法持續跑 30 分鐘，只能邊跑邊走，於是使用運動手錶慢慢跑，維持心跳在 120 以下，此時每公里需 11 分鐘。

運動次數增加，同樣心跳範圍可以跑快一點，每公里 10 分鐘左右（通稱 10 分速），但只能持續 15 分鐘，就需要停下走路。

運動次數再增多，同樣心跳範圍可達 10 分速，持續 30 分鐘以上。

目標：運動次數再增多，以 10 分速，持續 50 分鐘以上。

以我為例，我的有氧運動心率區間在 128～135/ 分（Garmin 手錶算法），可以跑 8 分速，持續 1 小時。

慢慢練，靜止心率可以變慢一點，儲備心率範圍則增多。

以我一位 50 歲的朋友為例，長期運動下來，其靜止心率每年下降 1/ 分。這是心肺功能進步的明證。

如果樂齡人士想要輕鬆地慢慢提升心肺功能，長時間的有氧跑步是安全有效的方式。

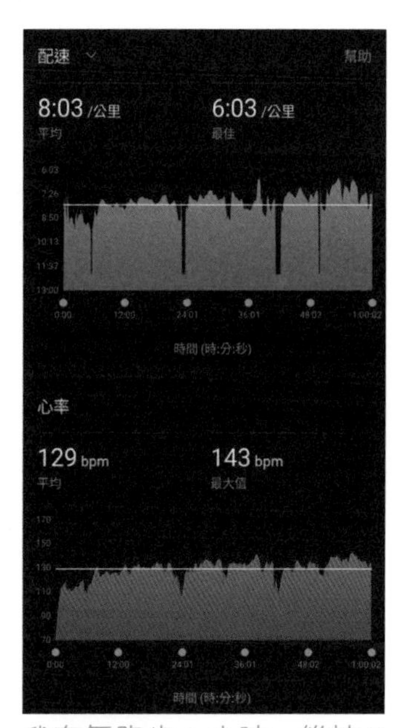

我有氧跑步 1 小時，維持 8 分速，平均心跳 129，平均步頻 178。

初跑者跑步容易累的原因

以過快速度開始跑步

很多剛開始練習跑步的人容易犯的錯誤就是「一開始就全力奔跑」，這樣賣力跑了幾百公尺就會體力耗盡，無法再跑，因而產生挫敗感，信心大受打擊。

我常跟朋友說，前 1 公里最難，一開始的 1 公里用有氧速度跑就好。以前，我在馬拉松賽事中也會不自主跟年輕人跑到 6 分速，以至於後繼無力。

跑步姿勢及步頻不對

新手跑步容易步頻過低、步幅過大，這時重心起伏就會比較大。跑步時若重心平穩會更省力，一般建議是步頻是每分鐘 180，並且以前腳掌著地，比較平穩。

呼吸方法及節奏不對

我喜歡腹式呼吸，呼氣腹部收縮，彈回時會自然吸入空氣，不用特別用力吸氣，比較省力。至於是吸 2 呼 2、吸 1 呼 3、吸 1 呼 4 或其他節奏，要自己體驗摸索個人最適宜的方式。盡量用鼻子呼吸，跑快時，需要張口呼吸也不必為難，自然就好。

樂齡初跑者合理的跑步計畫

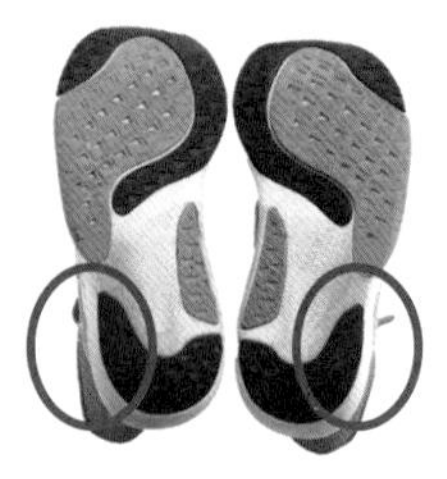
由此圖可見，在正確跑步姿勢下腳底磨損的常見位置。

樂齡族開始跑步之前，可依下列原則，來制定合適的計畫：

- 先評估自己的心肺功能，測出目標心率區間（有氧跑步，記得不超出上限即可）。

- 依據自身情況，循序漸進地跑步，第一週控制在 15 分鐘以內就好。
- 選擇合適的場地：跑步時要能清楚看到跑道周圍是否安全。別選擇看不清楚路線的地方跑步，以免發生意外。田徑場的塑膠跑道最適合，可保護膝蓋，場地相對安全。
- 穿著舒適：運動衣褲最好是輕盈透氣的材質，運動鞋則是具有減震功能的為佳，如果要夜跑，選擇亮色鮮艷的衣服或有反光功能更安全。
- 跑步前，需適當伸展；跑完後，記得做點緩和運動及伸展運動。

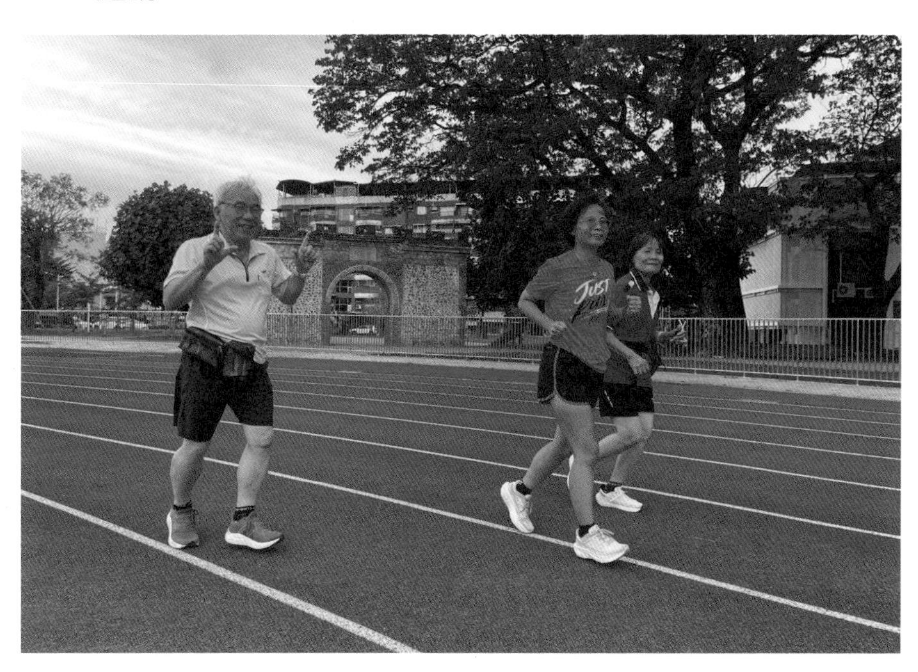

和蘇醫師及蘇四姐在屏東公園田徑場練跑。跑道安全很重要，塑膠跑道最適合練跑，可保護膝蓋。

- 跑前跑後都應注意補充水分及電解質。
- 跑完若衣服濕透，應及時更換以免受寒感冒。
- 根據身體反應調整運動量，如出現疼痛，要停下來讓身體恢復。
- 適當休息，依照自己的狀況調整每週跑步天數，不一定要每天跑。

至於跑前跑後如何補充營養，在下一章會討論。如果想要再進一步提升心肺功能，還有一種是高強度間歇運動，這也會在後面章節介紹。

4 樂齡跑步的目標設定

「人一能之，己百之。人十能之，己千之，果能此道矣，雖愚必明，雖柔必強。」

——《中庸》

每天清晨 5 點的公園田徑場上，總有一群樂齡男女在跑道上散步，邊走邊開心地聊天，有些是獨自一人認真地快走，喜歡慢跑的樂齡族其實不多。我總是想：跑起來不是很好嗎？很多人說「怕流汗」。我在門診建議病人慢跑時，大家拒絕的理由都很單純——跑步傷膝蓋，老人不能跑。我會直接測試：現在膝蓋痛嗎？走路膝蓋痛嗎？小跑步時膝蓋痛嗎？如果都不會，那只要加強下肢肌力，就可以放心跑了！

光是跑步流汗就有益健康

跑步不會傷膝蓋，對身體有許多好處，光是流汗就有益健康，不要怕流汗。許多研究顯示流汗有額外功能，主要有排毒及增加抵抗力：

(1) **排毒**：出汗可以加快人體的代謝過程，將體內的廢物排出，雖然身體排毒功能主要在肝臟及腎臟，排出重金屬在腸胃道及腎臟，但藉由出汗能將體內額外的毒素及重金屬排出。

(2) **增強皮膚防護力**：出汗可以抵抗細菌，並增強免疫系統。汗液中含有一種名為皮膚殺菌素（dermcidin）的天然抗生素，有助於免疫系統抵禦任何潛在的威脅，如大腸桿菌、金黃色葡萄球菌及念珠菌。

我 40 幾歲時，頸部長出許多皮膚息肉（skin tag），我認為那是年齡增長無可避免。皮膚息肉是因壓力大、長期日曬造成皮膚老化而導致異常增生的，很少有癌化可能，雖然不是很好看，我也不曾考慮切除。到了我大約 60 歲時，有一天，先生驚訝地說：「妳頸部的皮膚息肉怎麼都不見了！」我們推論應該是運動排汗使毒素排出，並增進了皮膚代謝，因而改善了吧！此外，有多篇研究文獻指出，皮膚息肉可能和代謝症候群有關，而運動可以改善代謝症候群。

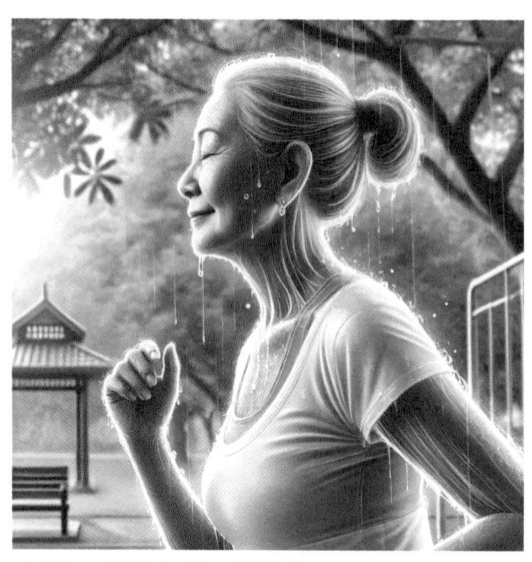

出汗可以抵抗細菌，並增強免疫系統。

流汗後的保健與清潔

汗液是經汗腺過濾血液而形成，因此汗腺又稱為人體的第二腎臟。在大量出汗狀態下，每小時出汗量可以超過 4 公升，可能引起脫水及電解質失衡，所以運動後需要適當地補充水分及電解質。出汗量不多時，腎臟會自動調節，如不另外補充則尿量會減少；但在長時間激烈運動時，就必須補充水分及電解質，特別是鈉鹽，單喝水可能會造成電解質不平衡，導致虛弱、頭昏、抽筋等症狀。有人討厭出汗會有臭味，汗水在皮膚表面停留太久確實會孳生細菌，除了發酸發臭外，也會刺激皮膚，引起皮膚發紅發癢，有皮膚過敏體質的人尤其如此。乾掉的汗液會有鹽巴結晶，也會摩擦刺激皮膚，所以流汗後要立即清潔皮膚，一般只要以清水清洗即可，在容易出油的部位可使用一點沐浴精或純皂。

通常在晨跑後，我全身衣物會完全濕透，我會儘快洗頭洗澡，換好衣服再去上班。

10 種運動目標提案

每個人開始運動的體能不同，應根據自己的狀況設立合理目標，目標要短暫可行，這樣就可以得到達成目標的喜悅。

下面我設計了 10 種運動目標，不曾運動、體重太重、害怕跑步的樂齡人士，或年紀太大的銀髮族，可以從很簡單的目標開始；如果已經有運動習慣的人，可以從目標 3 開始。

10 種運動目標

目標 1

慢跑 10 分鐘，維持步頻在 180 左右、心跳在有氧運動心律區間以下。有氧心跳最簡單算法為：

（220- 年齡）X 65% ～ 79%

以 60 歲來說，維持在 104 ～ 128/ 分鐘間。

目標 2

慢跑 20 分鐘，維持步頻在 180 左右，心跳在有氧跑步心率區間以下。

目標 3

持續慢跑 30 分鐘，心跳在有氧跑步心率區間以下，不要在乎速度。

目標 4

心跳同樣在有氧跑步心率區間，30 分鐘內可以跑得比 3 個月前快。

目標 5

連續跑 5 公里。

目標 6

參加迷你馬拉松，如 3 ～ 6 公里的賽事（通常沒有晶片計時，只有完賽證明，心跳及完賽時間可以自己測量）。

目標 7

達到「降低靜止心率，增加儲備心率」目標，這是持續運動就可自然獲得的好處。

目標 8	參加 10 公里賽事。
目標 9	增加最大攝氧量（跟自己比就好）。
目標 10	以有氧速度連續跑 90 分鐘。

對大部分樂齡運動者而言，以上練習目標可有效提升心肺功能及肌耐力。

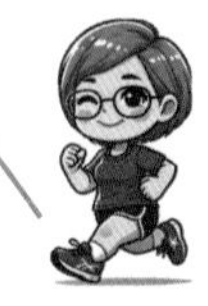

樂齡跑步小教室

樂齡初跑者練習報告

以下是一位我指導的 68 歲女性初跑者的練習報告，我請她每天慢跑 10 分鐘，心跳維持 120 以下：

本週只跑 4 次，今天心率不到 10 分鐘到達 122，便改為快走，就降下來，但維持在 100 以上。

昨天跑得比較快，5 分鐘就衝到 134，後來換快走就降低。

今天跑得較慢，維持在 106 左右，最高 110，感覺還不錯！

初學跑者要避免一開始跑太快，心率手錶讓初跑者很容易抓到慢跑的速度，我讚賞她找到慢慢跑的經驗！

提升心肺功能的進階方法

這裡提供 2 種能提升心肺功能的實際策略——高強度間歇運動及超慢跑。

(1) 高強度間歇訓練是一種「運動的訓練模式」

透過短暫休息達到激烈的訓練，例如：先做短時間的（20 秒）密集無氧運動，再配合短暫休息（20 秒）間歇反覆的訓練模式。可以將「任何」一種運動以間歇運動的方式來進行訓練，如「動一停一動一停」或「高強度一低強度一高強度一低強度」的方式。能被稱為「高強度間歇訓練」，運動時的「最高心率」必須達到 80% 的最大心率以上才算。同一組活動對 A 來說只是一般間歇訓練，但對 B 來說則可能算高強度間歇訓練，取決於個人的最大心率。

為了達到不同目標，高強度運動時間及休息時間有不同的調配。如要參加馬拉松的跑者，跟要參加 5 公里賽事的跑者，運動時間及休息時間會有很大差別。長距離跑者的間歇，有可能是 1600 公尺高強度搭配 400 公尺低強度。

(2) 超慢跑，能持續長久跑步的練習

超慢跑是田中弘曉教授（1947 ～ 2018）發明的，他其實是一位專業跑者，後來轉為學術研究，他以自己研究出來的訓練方式，在 50 歲時以驚人的 2 小時 38 分 50 秒完成全馬。他說：「走路的能量消耗約為 0.5kcal/kg/km，而無論在什麼速度，跑步都會使這個值增加近 2 倍。」雖然不是每位運動醫學專家都認同這

個數字，但跑步一定會比走路消耗更多能量。

他倡導的超慢跑強調以下 5 個重點：

(1) 跑步時要抬頭，避免低頭造成頸部傷害。

(2) 前腳掌先著地，腳跟隨後落地，盡量不要只用腳掌或踮腳跑，以免造成小腿的肌肉疲勞。

(3) 膝蓋微彎，保持彈性，有助於避震和減輕衝擊。

(4) 雙手放在腰骨最上方的位置，保持微彎，維持一定節奏自然擺動。

(5) 保持輕盈的步伐，漸進式地增加運動時間，步頻約為每分鐘 180 步。

只要簡單進行設定，就可以聽著拍子調整跑步，你可以把「超慢跑」當成規律運動的第一步，因此起初不用硬性規定自己一定要跑多久、多遠，甚至在家繞小圈子跑也行，秉持「輕鬆、循序漸進」兩大原則，讓超慢跑成為快樂養生運動的第一步。

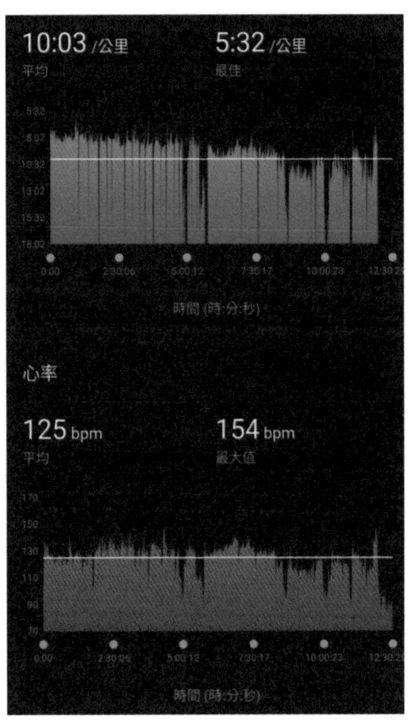

我跑了 12 小時的超馬，其實在高齡組也是一種超慢跑，時速只有 6 公里，每公里平均用了 10 分鐘（我忘了關 Garmin 手錶的紀錄，所以統計包括了賽後半小時的休息）。

(3) 超馬，也是一種超慢跑

以跑步速度來區分，超慢跑時速約在 5～6 公里，慢跑約 7～8 公里，普通跑步時速約 10 公里。如果加上年齡因素，可以再各下降 1 公里。一開始練習跑步，可以從 4～5 公里開始，大約是年輕健康行人的走路速度，一般樂齡者可能會懷疑：跑這麼慢有用嗎？走路還快些。然而超慢跑是慢跑的前行訓練，在熟悉超慢跑、持續超慢跑之後，心肺功能會逐漸改善，大約半年後，同樣感到輕鬆的情況下，速度可在不知不覺中進步到慢跑速度區，甚至到達時速 9 公里以上。這就是我們期待的訓練效果，以超慢跑作為入門練習，慢慢達到慢跑速度，甚至可以用慢跑速度完成馬拉松，如果選擇關門時間為 7 小時的賽事，只要時速 6 公里即可。持續練習，甚至可以達到超馬（大於全馬 42.192 公里以上的賽事）的距離。我完成 12 小時超馬紀錄的時速只比 6 公里多一些。因為是維持在有氧運動區，長時間跑步也不會造成運動傷害。既是超馬，也是超慢跑。

高強度間歇訓練的好處

(1) 比長時間有氧運動燃燒更多熱量

研究顯示當高強度間歇訓練結束後，身體為了回到正常水平，需要消耗更多氧氣，稱為運動後過量氧耗（excess post-exercise oxygen consumption，EPOC）或後燃效應（after-burn effect）。傳統的有氧運動（如跑步、游泳、單車等）強度較低，通常需要執行 30 分鐘以上才能有效減脂，而間歇運動的模式運動時間短、強度高、高耗能，還能在運動後持續燃燒自身體脂肪達 16 ～ 38 小時。但如果要輕鬆持續運動，有氧運動比較適合剛運動的人及年長者。

(2) 可以強化心肺功能

心臟為了適應運動強度，心肌及循環系統會變得更強壯！即使是患有心臟疾病的人，在高強度間歇訓練的訓練下，心臟也比只做中強度運動的人更健康。

分享我的例子

2024 年 9 月 10 日，早上 3 點 40 分起床，為今天的間歇跑做準備，喝了 500 毫升的水，吃了 1 顆綠豆椪，然後暖身，預計今天的練習會流很多汗，準備 2 杯飲料（一般我都使用 150 毫升水加 150 毫升運動飲料）。4 點 30 分出門，4 點 40 分開始訓練。今天的間歇跑是先做 10 分鐘的心率區 4 跑步，休息 90 秒（維持心率區 2），再來是 1 公里的心率區 4 快跑加休息 90 秒（心率區 2）的間歇跑 6 趟，一共跑了 8.44 公里。Garmin 手錶幫我做了一些運算，今天的最大攝氧量來到有紀錄以來的最高點—— 44，是這年紀的前 5%，太高興了（其實 42 的時候就是前 5%，看到許多跑友是前 1%，我非常羨慕，希望有一天能達到）。

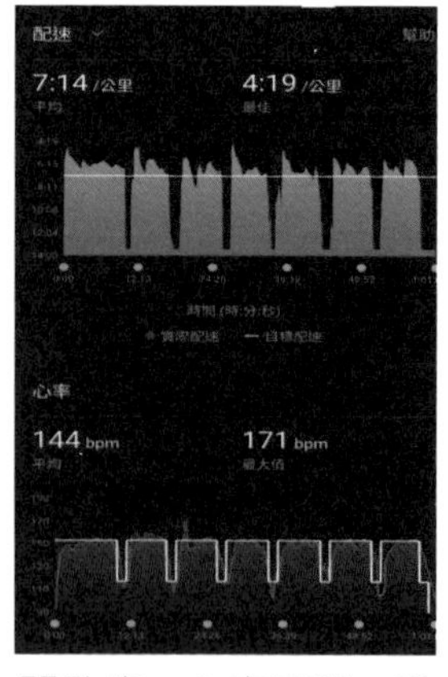

間歇跑，心率區間 4 及區間 2。

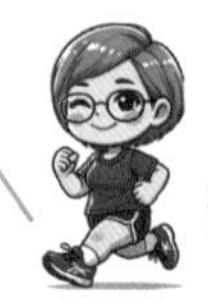

樂齡跑步小教室

運動後過量氧耗（EPOC）

指身體在劇烈運動後發生的氧氣攝入速率顯著增加。在運動生理學發展歷程中，以往曾用「氧債」一詞來解釋無氧供能的消耗。運動後，身體會用過量氧耗來恢復到平衡狀態，並使身體適應所進行的鍛鍊，其中會進行的有：激素平衡、補充燃料儲備、細胞修復、神經支配及合成代謝。運動後過量氧耗會補充磷酸原系統。會生成新的 ATP，其中也有一些 ATP 的磷酸根會提供給肌酸，直到 ATP 和肌酸恢復到平衡狀態為止。運動後過量氧耗也透過在運動時的體溫升高來加速代謝。運動後過量氧耗會伴隨著體內燃料消耗率上升。為了因應運動所需的能量，身體會分解脂肪儲備，釋放游離脂肪酸（FFA）到血流中。在運動後，一方面會將游離脂肪酸直接氧化，作為能量來源，有些 FFA 消耗後轉換的能量也會再將 FFA 恢復成脂肪儲備。（出處：維基百科）

5 終身運動的智慧與樂趣

「老」不是年齡，而是當你不想學了才叫「老」。

——日常老和尚

改變對年齡的看法和態度

從 55+ 歲開始規律運動很棒，如果錯過這段時間，已經進入 65+，70+ 或 80+，可以開始運動嗎？愈來愈多長者加入運動行列。有 105 歲的 100 公尺世界紀錄，較長距離的馬拉松也不乏 85 歲以上的完賽者。

站在公共衛生全民健康的角度，我喜歡引用聯合國及世界衛生組織的一些活動。聯合國宣布 2021 ～ 2030 年為聯合國健康老化 10 年，並要求世衛組織主導實施。聯合國健康老化 10 年是一項全球合作活動，匯集了各國政府、民間社會、國際機構、專業人士、學術界、媒體和私營部門，在 10 年內採取協調一致、催化和協作的行動，以促進更長壽、更健康的生活。聯合國健康老化 10 年（2021 ～ 2030）旨在透過 4 個領域的集體行動，減少健康不平等，並改善老年人及其家庭和社區的生活：一、改變我們對年齡和年齡歧視的思考、感受和行為方式；二、以培養老年人能力的方式發展社區；三、提供以人為本的綜合護理和針對老年人的初級健康服務；四、為有需要的長者提供優質的長期照護。

第一個領域為改變我們對年齡和年齡歧視的思考、感受和行為方式。社會中，普遍存在許多年齡的歧視及錯誤的感受。2023年，我參加一項在屏東舉辦的花甲少年 60 公里賽，賽後聚餐時，有 2 位年輕人表示不會同意家中老人來參加比賽，太難太危險了！我馬上澄清：「我就是 65 歲老人，參加 60 公里超馬完賽，現在坐在這裡，剛剛還可以上台唱歌表演，老人跑超馬還好啊！」

他們對於我的外表及體能感到訝異，老人終身運動需要的是自我努力及家人社會的支持。老年人常被認為是體弱多病或依賴他人的人，是社會的負擔。公共衛生專業人員和整個社會必須解決年齡歧視的態度，不正確的態度，會影響政策制定方式及老年人健康老化的機會。

曾有一則報導，內容是 2024 年柏林馬拉松最後一位跑者抵達終點的感動影片。在第 50 屆的柏林馬拉松賽事中，有超過 5 萬 8 千多名跑者站上起跑線，打破了紀錄，其中已超過 80 歲的德國跑者 Peter Bartel 整整花了 9 小時完成賽事。

看了這則報導，我很納悶：馬拉松不是都有關門時間嗎？以 2024 台北馬拉松為例，關門時間為 5 小時 30 分。之前我參加的萬金石馬拉松關門時間訂為 5 小時 45 分，有 15 分的緩衝期。柏林馬拉松的關門時間訂為 6 小時 15 分，但非常令人感動的是：只要還有人在跑，大門就不會關，有獎牌，賽道旁有人打氣，終點處甚至有人獻花，給予跑者英雄式的歡迎。在台灣，如果我到了 70 歲或更大年紀，無法在關門時間內跑完，應該就會被強迫放棄馬拉松運動了。希望這種情況能夠獲得主辦單位的重視。

要鼓勵高齡者運動，除了個人堅持與家人支持外，社會及國家政策應該有相對的配合。這不見得要花錢，比如馬拉松賽事加設高齡組（65 歲以上，甚至是 75 歲以上），只要參加完賽就有獎狀，這樣就很振奮高齡跑者了。以目前台灣馬拉松的競賽方式，女子組有不少賽事的分組只到 50 歲以上，讓 66 歲的我覺得競爭不甚公平！當然，運動不是為了競賽，但有競賽，可以提高長者運動的動機。

我喜歡推薦大家參閱《真正的快樂處方》這本書，相 關文宣可以為樂齡運動做註腳：

每一步的前進，都能讓我們改變自我、穩定情緒、擁抱健康，還能全面提升智力、專注力、記憶力與創造力。無論是輕快的步伐還是跑步的律動，運動都能為生活注入新的能量，讓身心更加平衡。

瑞典國民醫師安德斯・韓森憑藉超過 2000 篇醫學研究告訴我們，運動的力量超乎想像：20 分鐘的有氧運動能有效緩解壓力，早晨運動是提升專注力的絕佳選擇，而每天 30 分鐘的散步更能驅散憂鬱，讓心情明亮起來。不論是散步、慢跑還是創造性的鍛煉，運動不僅能讓我們的思維更加敏捷，還能幫助延緩衰老，讓生命保持活力與年輕。

只需每週花些時間步行或跑步，不僅能提升身體健康，還能帶來心理的平靜與快樂。運動是人生中最有效的升級處方，讓我們擁抱更好的自己，開啟更充實的生活！

我在台大醫學院公共衛生研究所的論文閱讀研究訓練，讓我有能力判斷作者引用數據及結論是否合理。我完全支持這位醫師的說法，並身體力行。希望大家也能喜歡運動，並找出適合自己的方式。

如同世衛網站上所言：

壽命的延長不僅為老年人及其家人，也為整個社會帶來了機會。額外的歲月提供了從事新活動的機會，例如繼續教育、新職業或長期被忽視的熱情。老年人也以多種方式為其家庭和社區做出貢獻。然而，這些機會和貢獻的程度在很大程度上取決於一個因素：健康。老年人的常見病症包括聽力損失、白內障和屈光不正、背部和頸部疼痛和骨關節炎、慢性阻塞性肺病、糖尿病、憂鬱症和失智症。隨著人們年齡的增長，他們更有可能同時經歷多種狀況。老年的另一個特徵是出現幾種複雜的健康狀況，通常稱為老年綜合症。它們通常是多種潛在因素的結果，包括虛弱、尿失禁、跌倒、譫妄和壓瘡。

年齡變大，確實有一些改變，讓我們接受它、善用它。

運動帶來健康與快樂

相信運動可以帶來健康與快樂，為何不開始運動呢？

高齡者通常有不易維持足夠睡眠時間的困擾，容易睡睡醒醒，不容易進入深沉睡眠，這是生理現象。較長時間的有氧跑步，可以幫助睡眠。下圖是我個人的經驗，在跑完 1 次全馬後，我進入良好睡眠狀態，沒有半夜起床上廁所，足足睡了 7 個半小時，得到自己睡眠最高分紀錄。當然，Garmin 運動手錶計算分數僅供參考。

睡眠分數
94
100
分數
很好
品質
7時 36分
持續時間
高度恢復效果
您睡得非常好。 您今天已蓄勢待發。

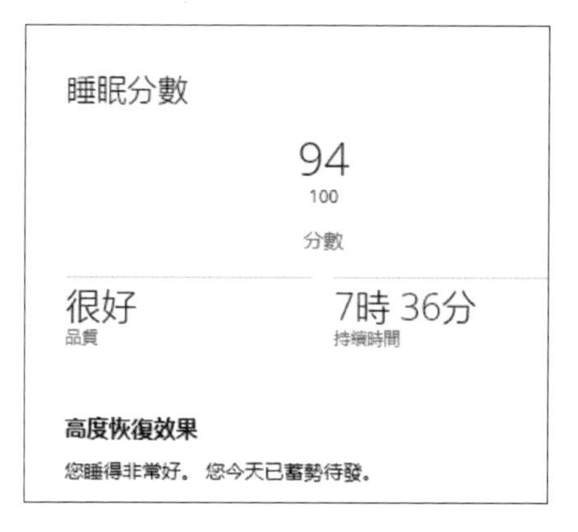

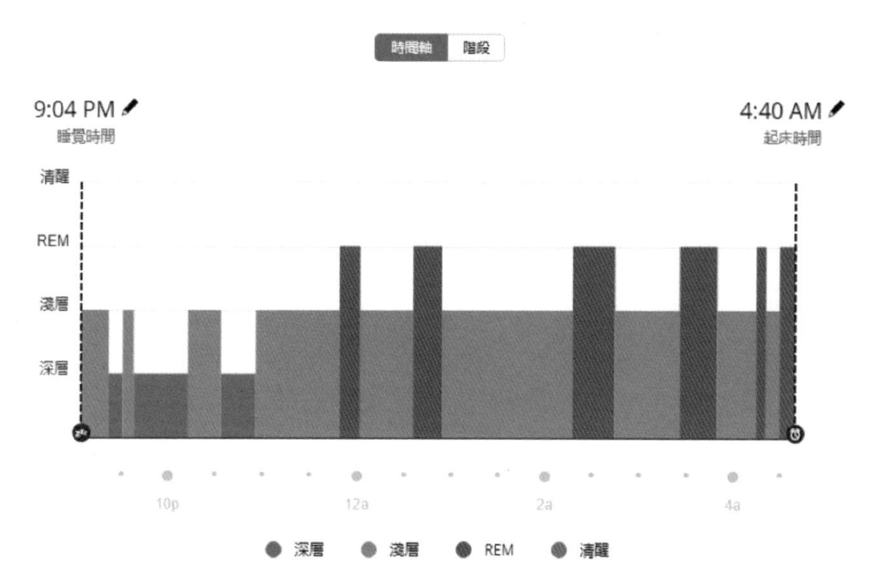

我的 Garmin 運動手錶睡眠偵測紀錄。

高齡者運動時間比較容易規畫，大部分長者已退休，時間自由。我雖然還是全職工作者，但 65 歲以後，已經不用值大夜班。不值大夜班之後，我的睡眠週期正常，壓力減少，體力容易恢復，而且每天早上可以早起運動。我會藉由參與賽事，安排訓練強度。賽前需要充分休息，休息睡眠是健康很重要的部分，也是成功完賽的必要條件。

醫師執業時間可以很久，心智沒問題，個人有意願，工作到 80 歲以上、甚至 100 歲也行（台灣有 100 歲以上的執業醫師）。每週工時可縮減，但我不想完全退休不執業。我喜歡照顧病人、關心病人及家屬，並分享自己健康老化、持續身心靈成長的經驗給有緣人。

在這裡，我也恭喜一位台灣傑出的高齡跑者——超馬老爹羅維銘，他在 2024 年 10 月 19 日，以驚人的 45 天 12 小時 37 分刷新 Sri Chinmoy 超越自我 3100 英里超馬賽事 60 歲組成績，比上個紀錄 2014 年的 50 天 15 小時，快了足足 5 天 3 小時。他連續 4 年參與此項賽事，2024 年成績雖然比前年退步約 4 小時，但仍是這賽事總排名第三名（前兩位較年輕）。

我相信，為了創下這個 60 歲的世界紀錄，是支撐他持續跑下去的動力，希望他能繼續保持健康，不斷創下高齡紀錄。我也希望自己能維持健康體能，持續創下台灣高齡超馬紀錄。這不是為了個人榮耀，而是希望鼓勵所有長者持續追尋身心靈成長。幫助大家身心靈成長快樂，是我繼續努力進步的動力。感謝大家，我們彼此勉勵。

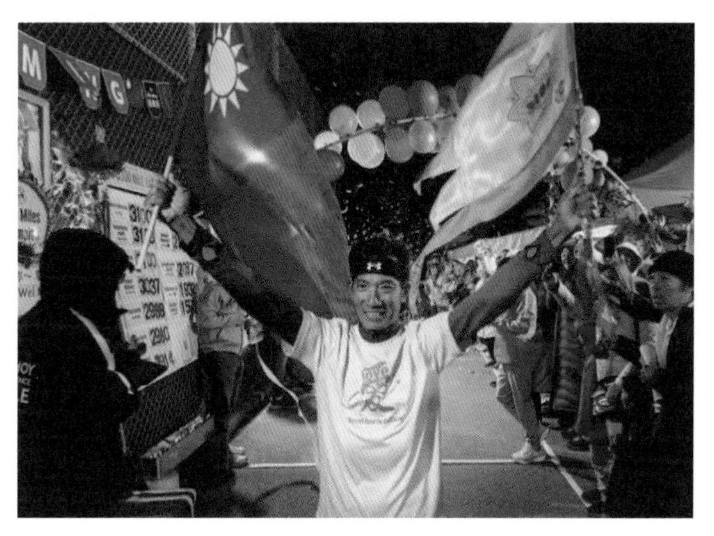

台灣傑出的高齡跑者超馬老爹羅維銘，2024 年 10 月 19 日在全世界距離最長的超級馬拉松賽中打破 60 歲以上組世界紀錄，希望他的成績鼓勵所有長者持續追尋身心靈成長。（照片摘錄自「超馬老爹臉書」）

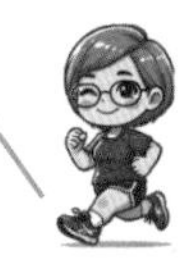

樂齡跑步小教室

超越自我 3100 英里超馬挑戰賽

於 1997 年舉辦第一屆，（1996 年是 2700 英里），是由精神導師、運動員、藝術家、音樂家、詩人和人道主義者 Sri Chinmoy（1931 ～ 2007）構思。賽事中，要從每天早上 6 點跑到半夜 12 點，約 5000 公里需在 52 天內跑完，每天起碼要跑 96 公里，是一場心靈與體能的挑戰。2024 年是第 28 屆，舉辦日期為 8 月 30 日至 10 月 20 日，地點在紐約皇后區牙買加街區的一所高中。是繞著 0.5488 英里的操場進行環跑，只錄取 12 名符合資格的參賽者，超馬老爹是第 4 次參賽，2024 年獲得總排名第 3 名。打破 60 歲以上組的世界紀錄。

PART 3

樂齡跑者的 伸展運動&肌力訓練

伸展運動可以避免運動傷害，使柔軟度增加。

每個關節都有其活動的最大範圍（Range of Motion，ROM），柔軟度（flexibility）是指軟組織結構（如肌肉、肌腱、結締組織）在關節活動範圍內能伸長的能力。

在不同的運動訓練中，需要的活動範圍和柔軟度不同。跑步不需要很好的柔軟度，但跑步前後的伸展，可避免運動後的疼痛及傷害。

伸展可分為靜態伸展、動態伸展及被動伸展，我比較喜歡介紹靜態伸展給樂齡者，因為相對安全，不需要器具及他人協助，比較容易執行。我的柔軟度不好，所以展示的動作對樂齡者來說，應該比較沒壓力。

1. 伸展運動

- 諧振呼吸
- 頸部及上肢關節運動

頸部運動、肩部關節運動、肩胛伸展、上肢伸展、軀幹兩側伸展、軀幹向前伸展、軀幹向上伸展、軀幹轉身伸展、擴胸伸展

- 下肢及軀幹伸展運動

髖關節伸展、膝及踝關節伸展、下肢及股四頭肌伸展、髖部及股二頭肌（大腿後肌）伸展

- 改善腳部症狀的加強版伸展運動

足底筋膜炎、拇趾外翻、腳趾頭開合運動、足背屈伸展運動（被動）、小腿後肌（腓腸肌）伸展、大腿後肌伸展、髖部伸展、軀幹轉體伸展

2. 樂齡跑者肌力訓練

- 核心肌肉加強訓練

棒式、側棒式、橋式、鳥狗式、死蟲式、超人式

- 大腿肌力加強訓練

靠牆深蹲、深蹲、負重深蹲

- 小腿肌力加強訓練

抬腳單腿站立

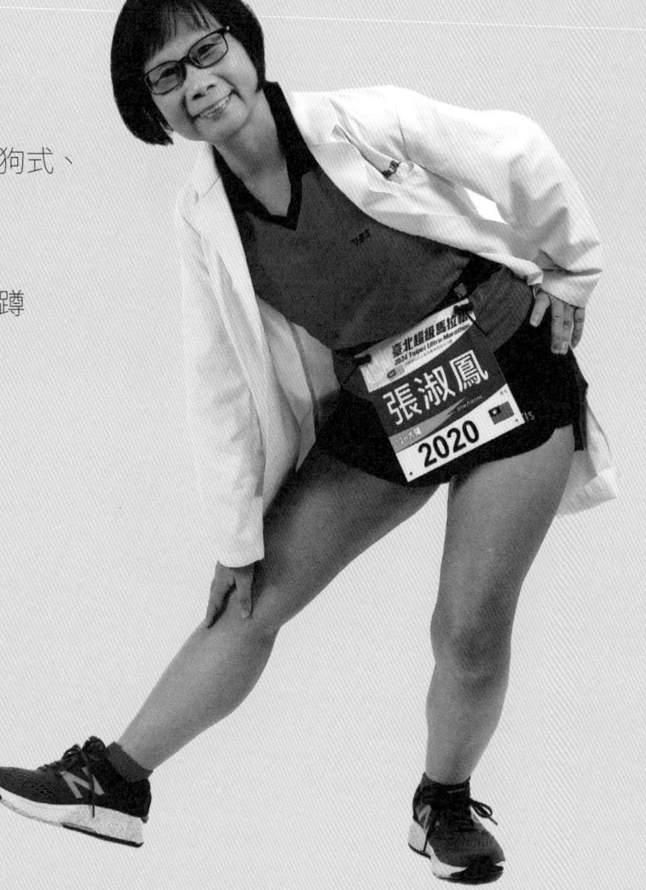

1 伸展運動

可以想像我們有多少關節可以動？不需要特別記憶，只要從頭想到腳就可以。張開口，動動顳顎關節，動動頸部、肩膀、手肘、手腕、手指、軀幹、髖部、膝關節、踝關節、腳趾頭。想想：這些關節可以在哪些方向活動？

1 諧振呼吸

在伸展運動前，可以順便做呼吸練習，若時間足夠，建議練習 10 分鐘。這種呼吸法具有平衡交感神經及副交感神經的效果，可緩解焦慮及幫助睡眠。

1
緩慢吐氣
5 秒。

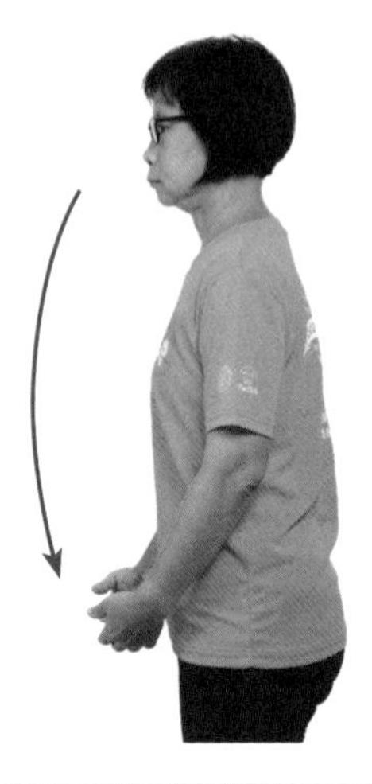

2
緩慢吸氣
5 秒。

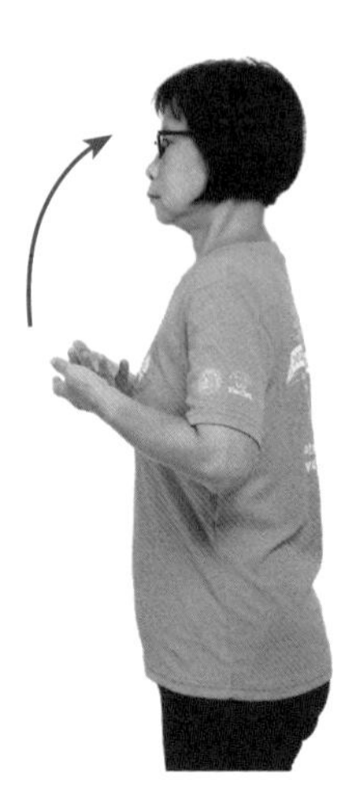

注意事項 **呼吸之間不要憋氣，1 分鐘做 6 次。若氣息不夠長，可以從緩慢呼氣 4 秒再緩慢吐氣 4 秒開始練習。**

❷ 頸部及上肢關節運動

❶ 頸部運動

動作運動宜緩慢進行，以免扭傷及頭暈，坐著進行比較安全。先往右側彎，再往左側彎。

1 面朝前方端坐

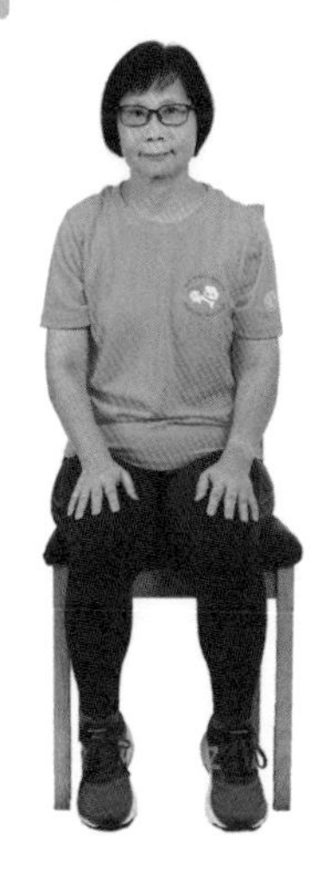

2 頭向前俯

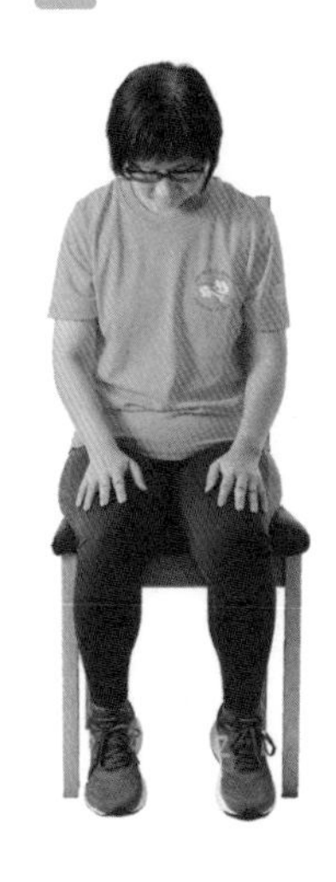

3 頭向後仰

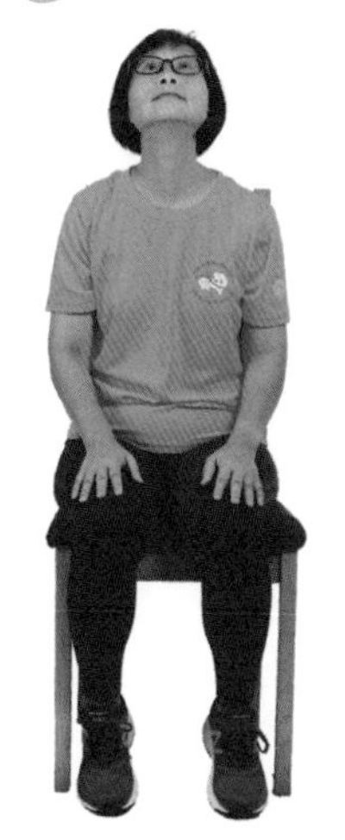

4 以右手按住頭頂向右側下壓，而後改換左手向左側下壓。

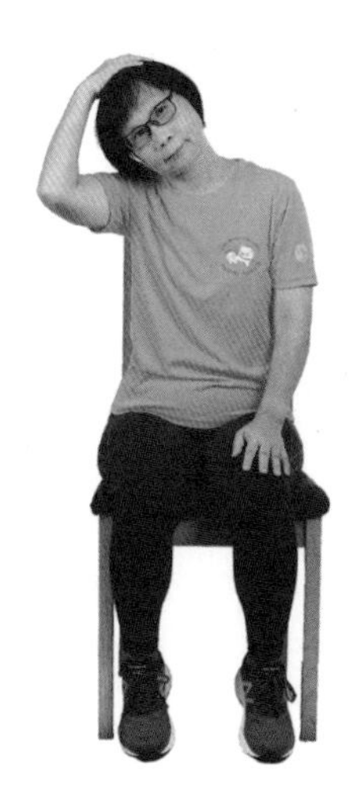

5 端正坐姿，將頭轉向左側，而後向右。

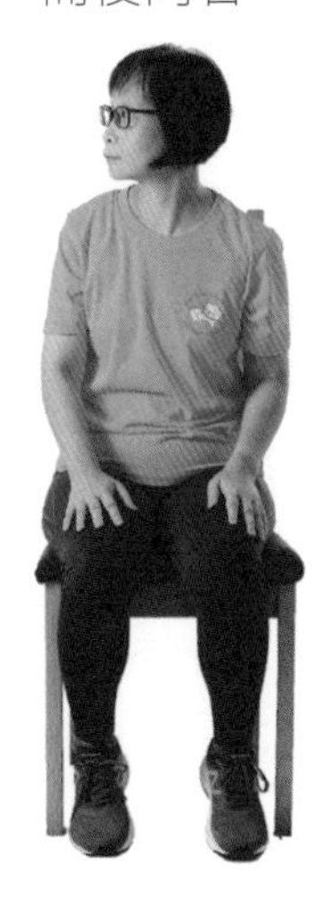

❷ 肩部關節運動

1 端坐並將雙手曲起，指尖放在肩膀上。

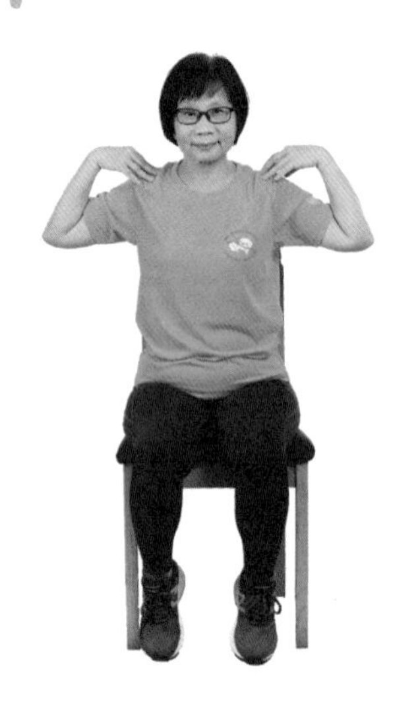

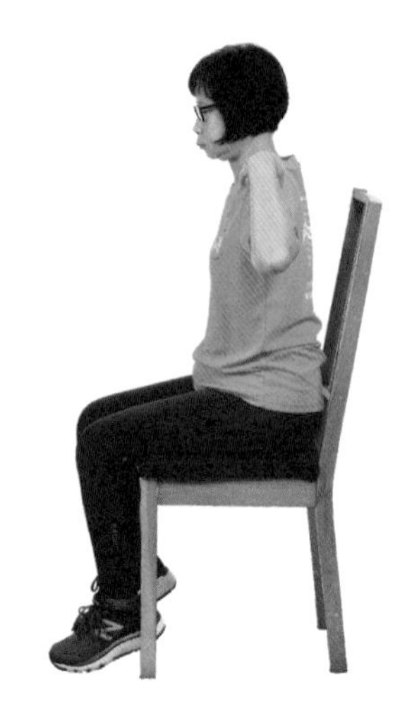

2 以肘尖帶動手臂
先向前轉

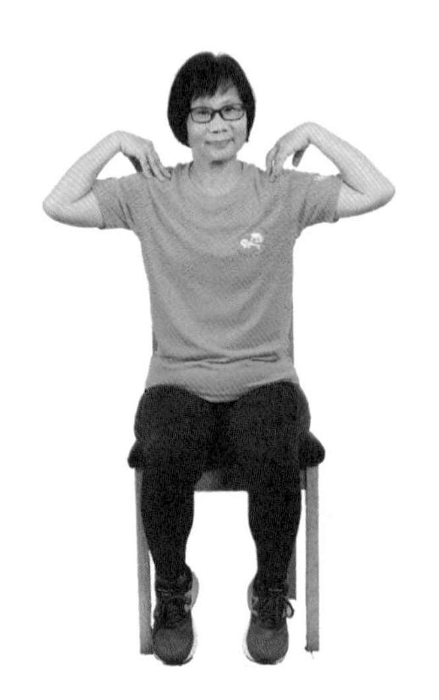

3 以肘尖帶動手臂向後轉
（正面及側面）

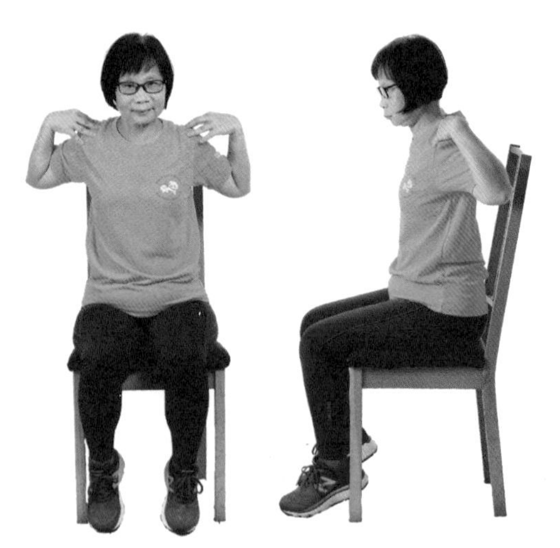

❸ 肩胛伸展

1 採坐姿，左手抓右手肘關節伸展肩胛（側面及背面）。

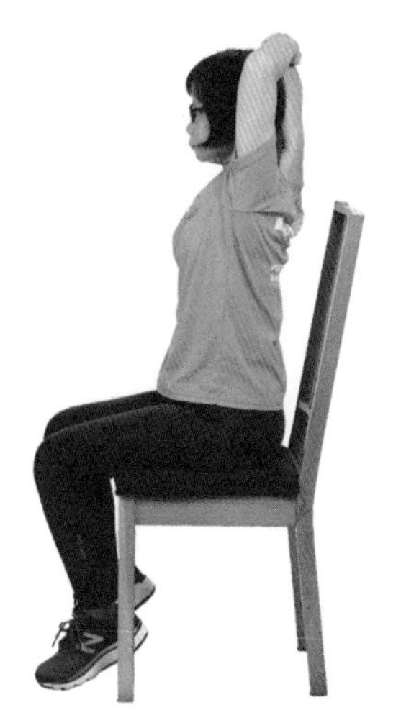

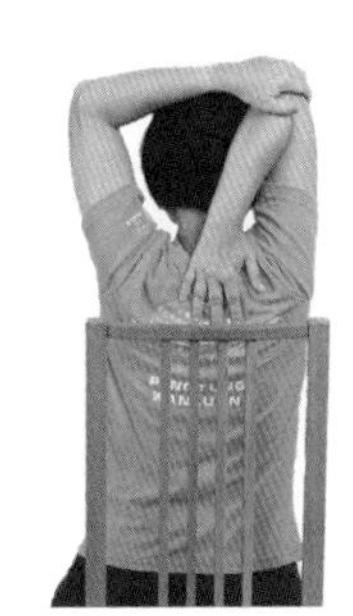

2 採坐姿，右手抓左手肘關節伸展肩胛（側面及背面）

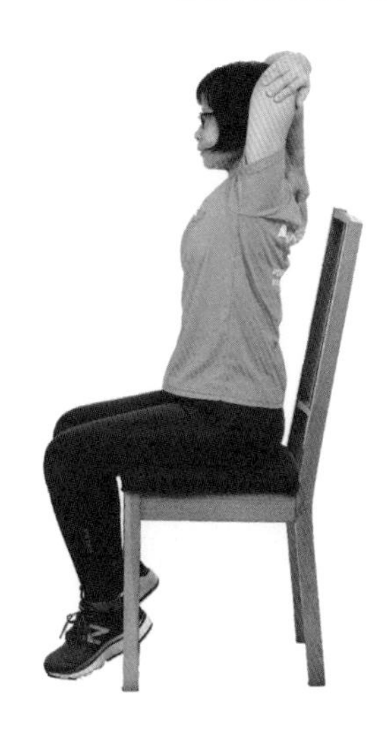

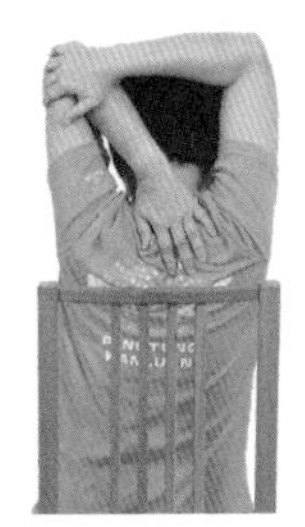

❹ 上肢伸展

1 伸直左手掌心向上，右手輕握左手四指下按。

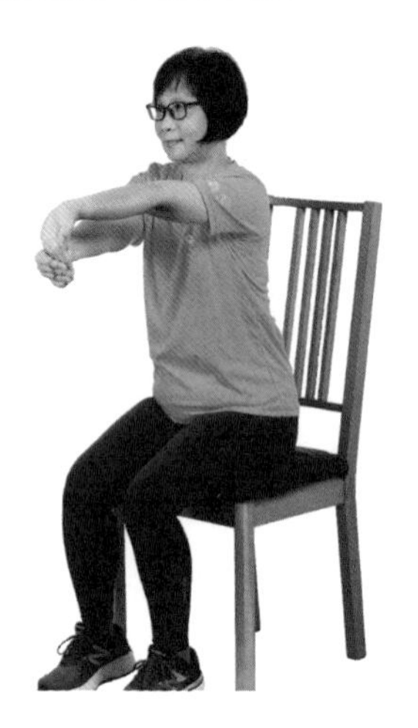

2 伸直右手掌心向上，左手輕握右手四指下按。

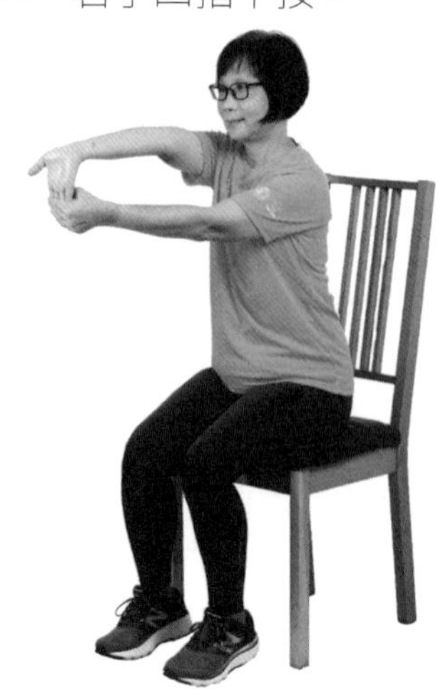

❺ 軀幹兩側伸展

十指交叉翻轉掌心向外，向上伸展手臂後先向右側側壓，後向左側壓。

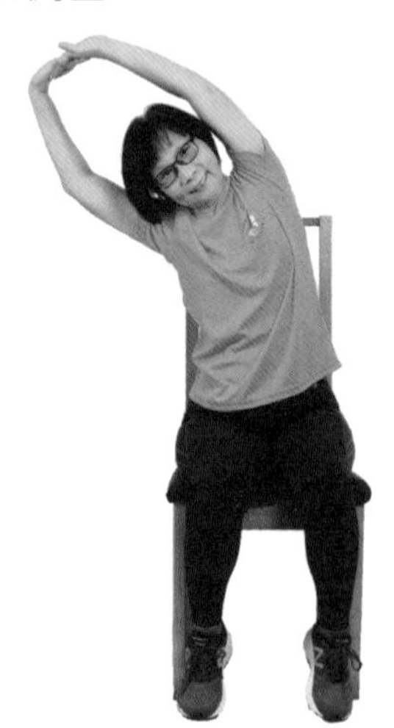

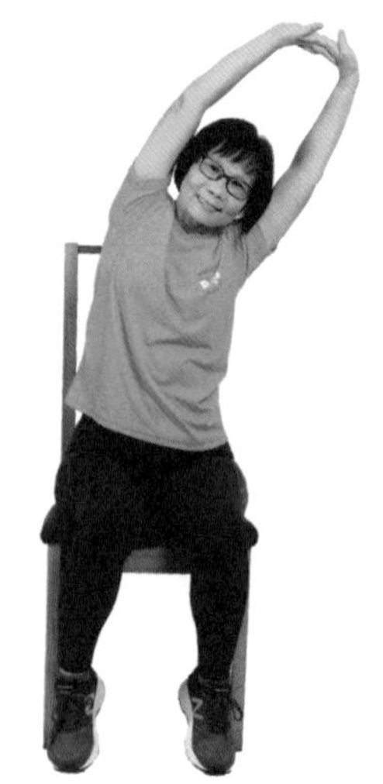

❻ 軀幹向前伸展

十指交叉翻轉掌心向外，向前伸展下壓。（正面及側面）

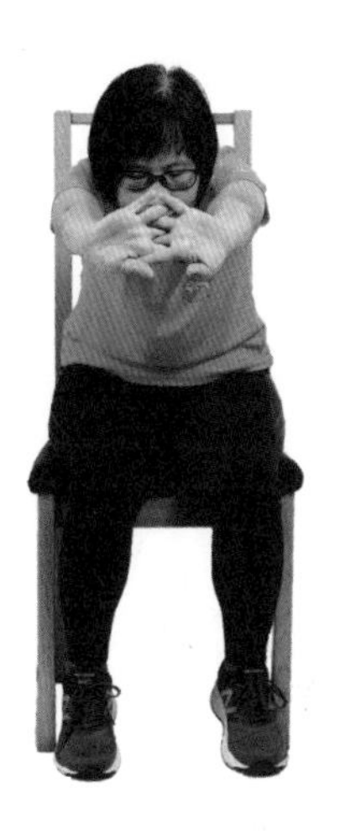
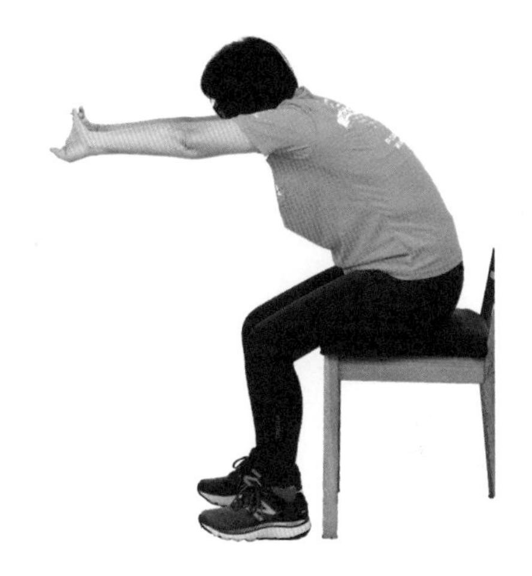

❼ 軀幹向上伸展

十指交叉翻轉掌心向外，向上伸展。（正面及側面）

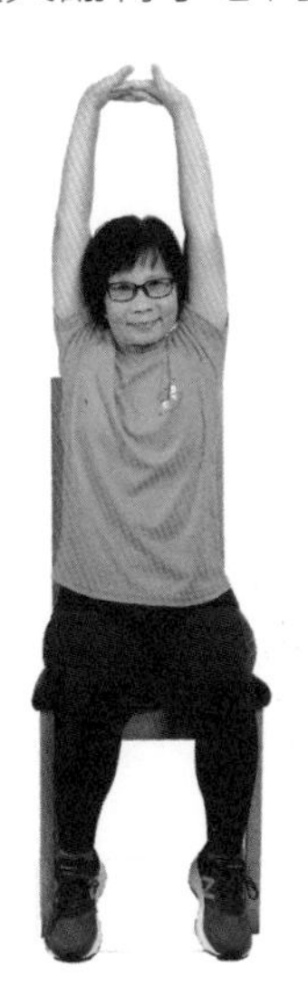
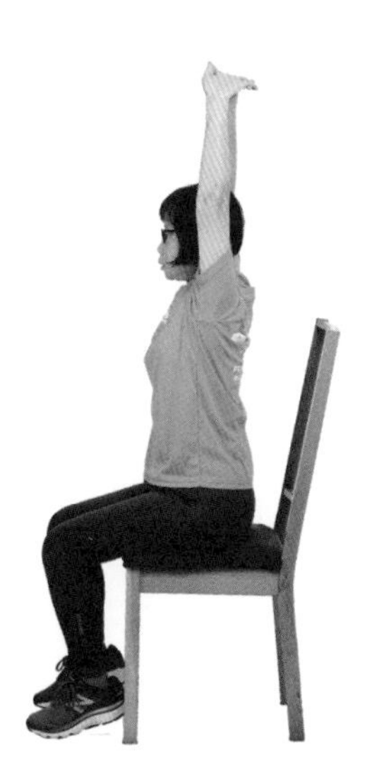

❽ 軀幹轉身伸展

1 端坐椅子上，先將右手伸至左大腿根處，同時左手搭在椅背上，將身體向左扭轉到極限。之後同步驟向右轉身。

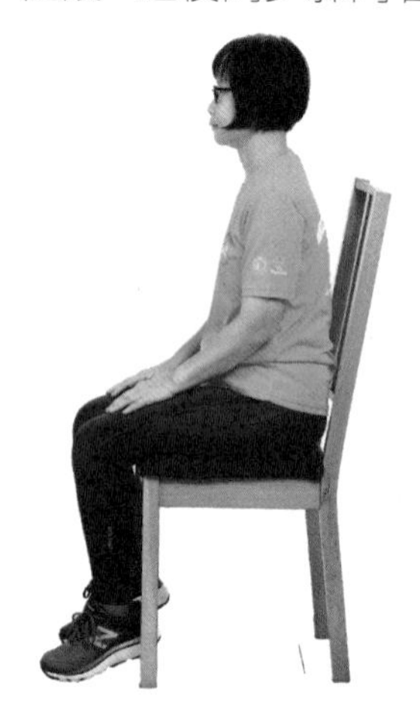

2 向左轉身將右手伸向左大腿根處，同時左手搭在椅背上，使身體向左扭轉到極限。然後按同步驟向右轉身。

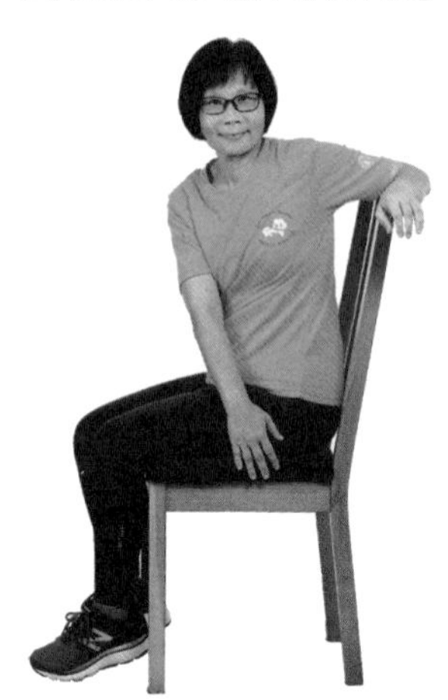

❾ 擴胸伸展

雙手握拳後大拇指向上豎起，手臂向兩側伸展，略為向後以達到充分擴胸。

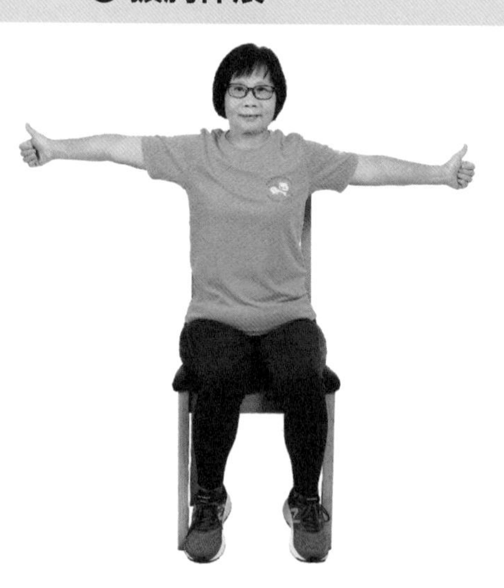

③下肢及軀幹伸展運動

❶ 髖關節伸展

1 坐在椅子上，手觸膝關節往下緩慢施壓，伸展髖部。左右腳輪流。

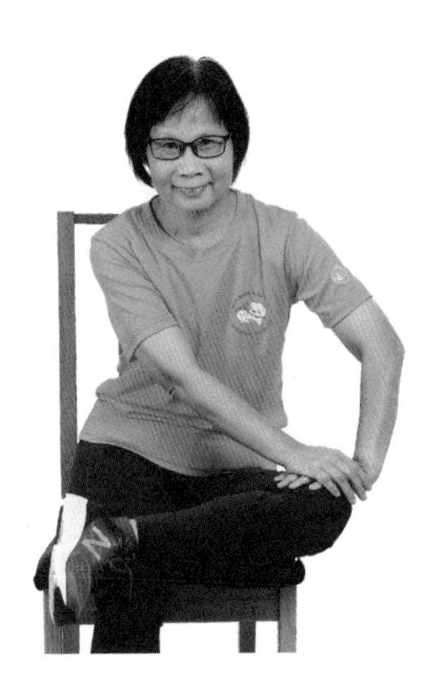

2 正身站立

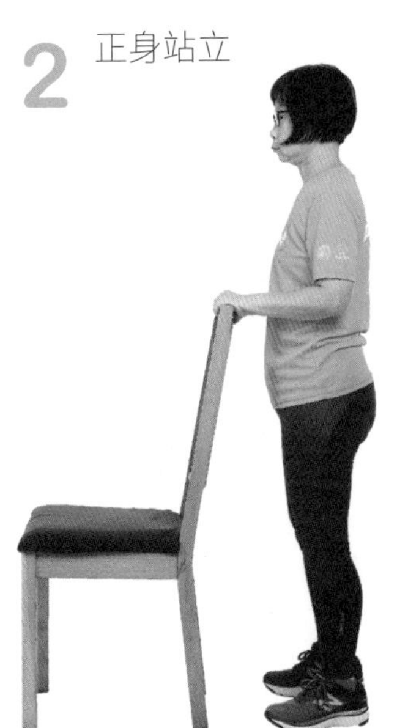

3 以弓箭步伸展髖關節，左右腳輪流。

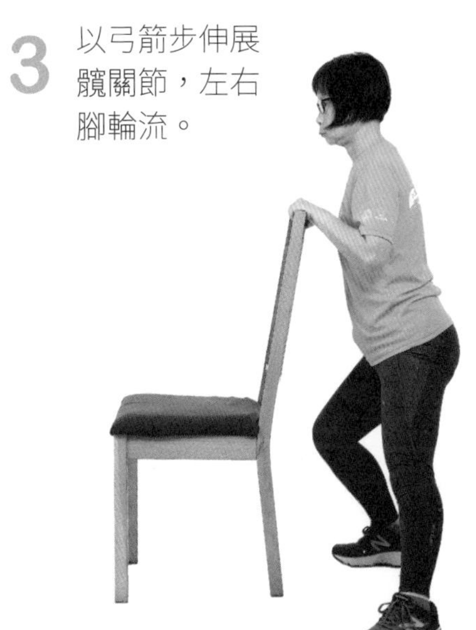

4 雙腳腳底相抵而坐，雙手抱住腳尖。（正面及側面）

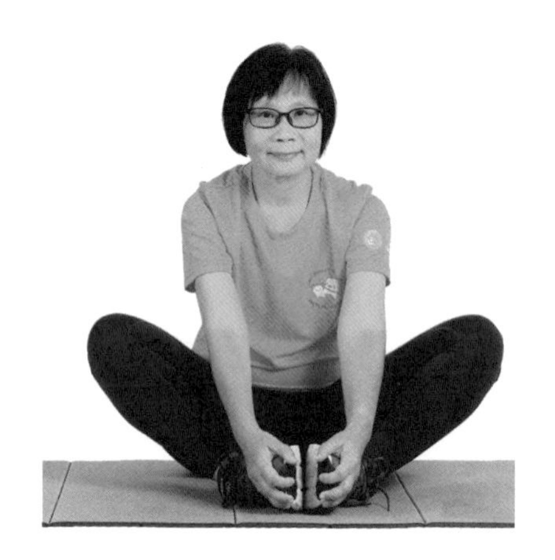

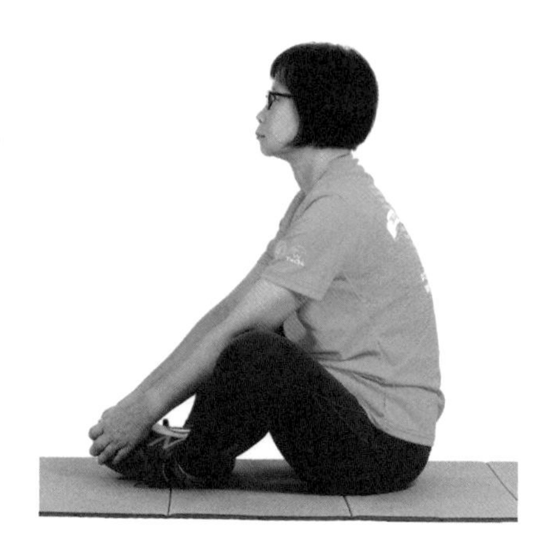

5 頭朝腳尖方向儘可能下俯，至手觸及腳尖以伸展髖關節。（正面及側面）

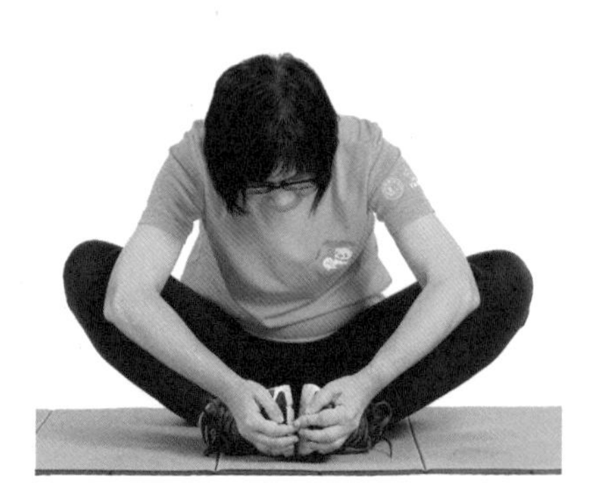

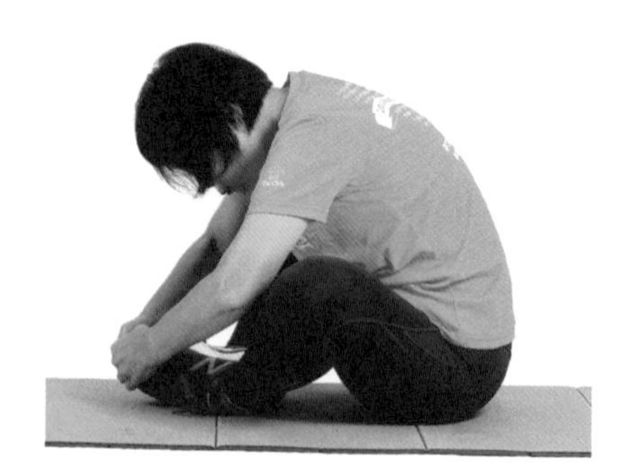

❷ 膝及踝關節伸展

1 坐在椅子上，伸出右腳膝蓋打直，腳尖勾起儘可能朝向自己。

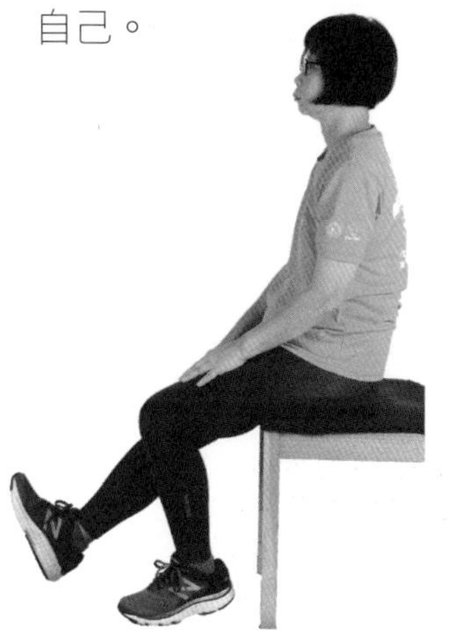

2 軀幹向前俯下，伸展大腿及小腿後肌群。做完右腳後改換左腳。

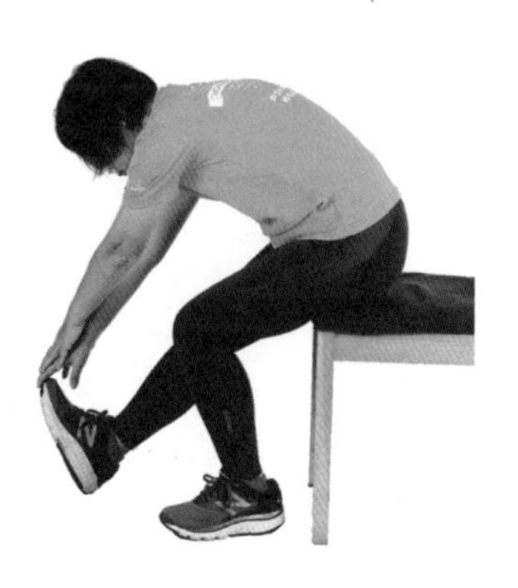

❸ 下肢及股四頭肌伸展

1 手扶椅背正身站立

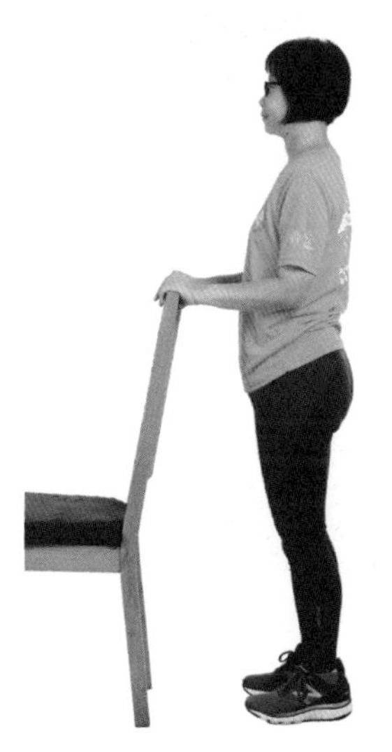

2 彎曲左腳膝蓋，手握腳背向臀部儘可能拉近，伸展股四頭肌。大腿儘量保持與另一大腿相同位置。做完左腳後改做右腳。

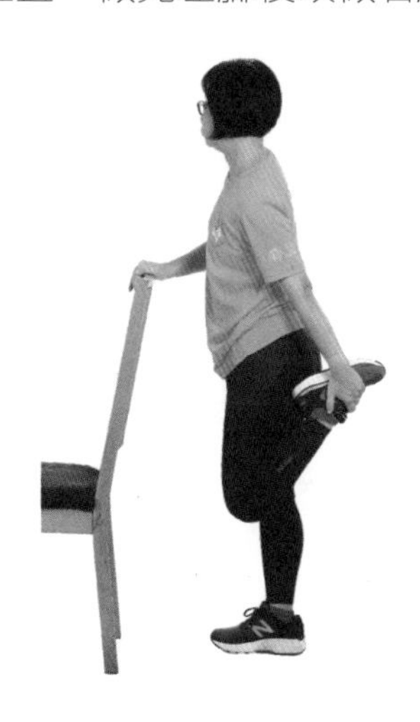

❹ 髖部及股二頭肌（大腿後肌）伸展

1 雙腳併攏坐在地上

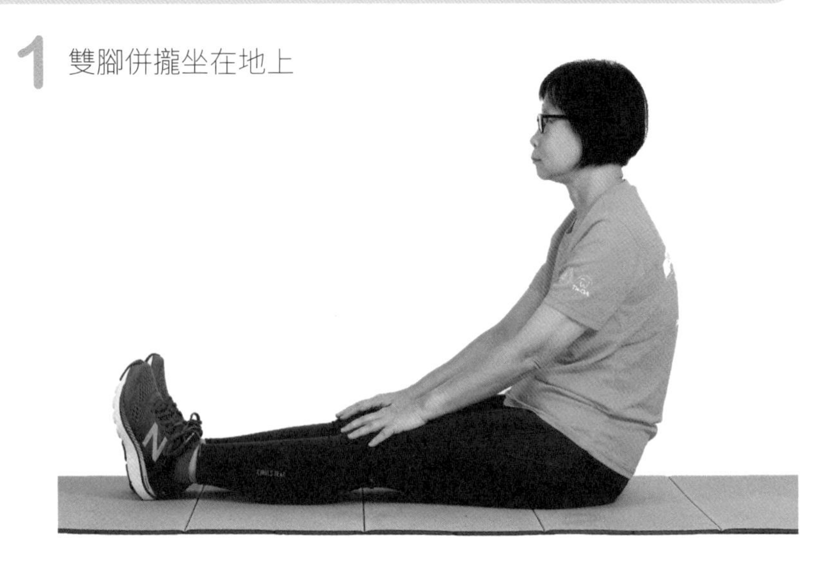

2 曲起左腳，手握腳踝，腳底朝向右膝內側。

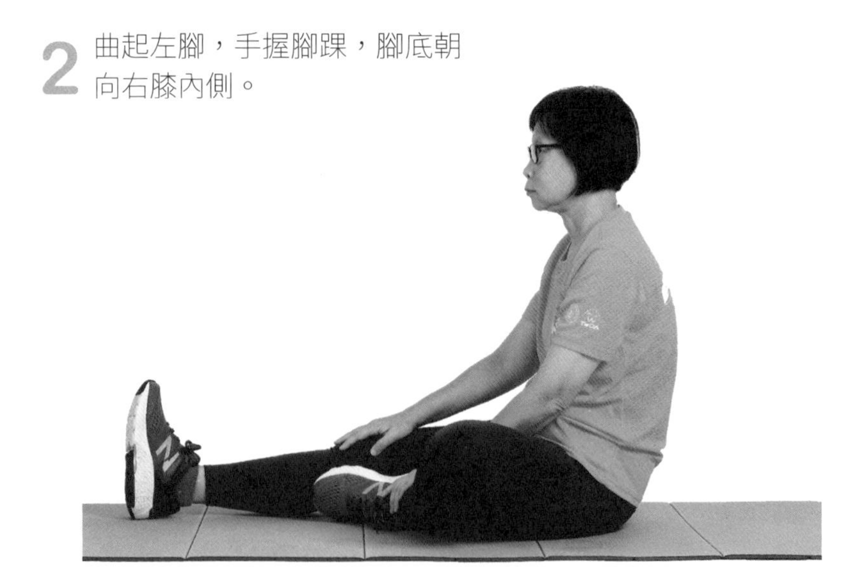

3 身體朝前下壓使右手觸及腳尖，以伸展髖關節。

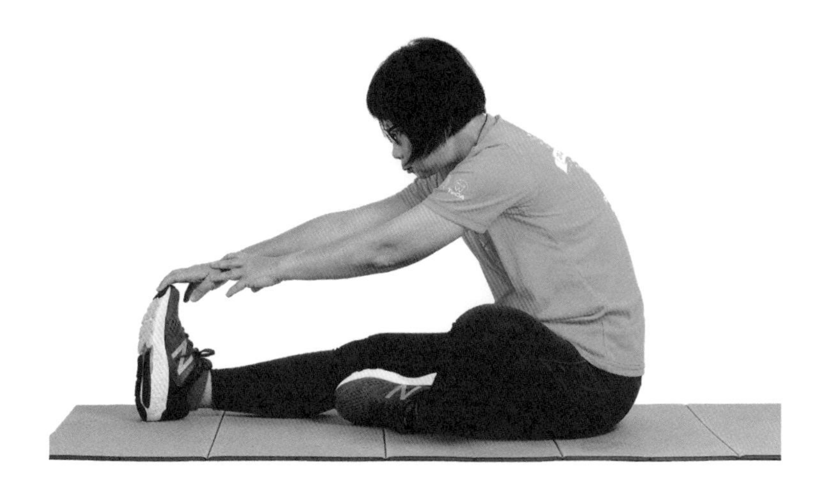

4 身體進一步朝前下壓，使雙手均觸碰到腳尖，
強化伸展效果。做完右腳後改換左腳。

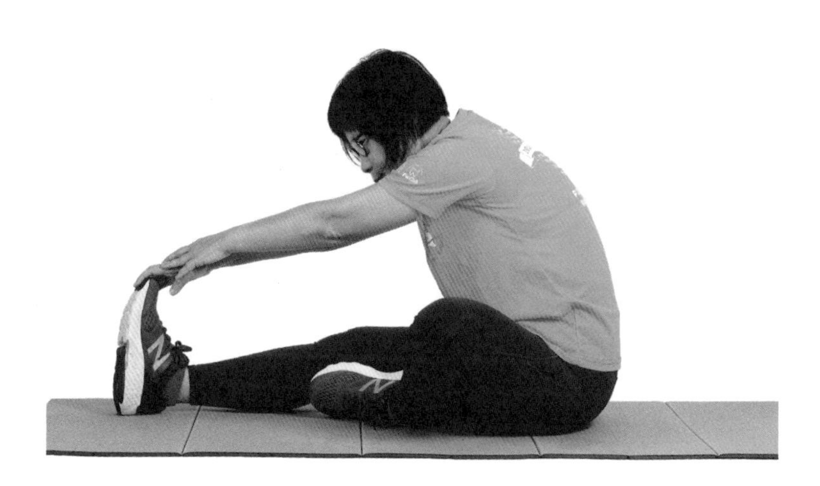

足底筋膜炎及拇趾外翻是樂齡族常見的腳部疾病，以下介紹成因與可改善症狀的伸展運動：

足底筋膜炎

足底筋膜炎又稱跑者足，但不是跑者才會發生。足底筋膜是由厚而多層的纖維筋膜所構成，起點在「腳底跟骨」的前方呈放射狀向前延伸成一扇形而附著於「趾骨」上。中央的部分最明顯，其作用是拉緊跟骨及足部，使腳底成一弓狀，使人在行走時能承受身體的壓力，讓足部具有彈性。

此外「足底跟骨」下方及周圍則包覆很厚的脂肪及纖維，形成一個軟墊。足底筋膜炎就是發生在支撐足弓的這些結締組織著骨點病變，大部分是使用足底過度，例如站立太久，走太久、慢跑、或是在不平的石子路面走太久。上述活動都有可能使足底筋膜受傷，穿的鞋子底部太薄或太硬也容易引發足底筋膜發炎。

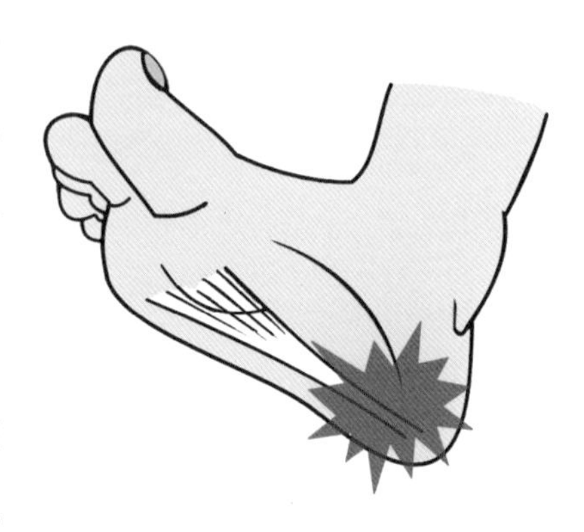

足底筋膜炎發生是因為支撐足弓的結締組織著骨點出現病變（圖片來源：李炎諭醫師提供）

病人常常在早上起床後，一腳踩在地上突然覺得腳跟或腳底有劇痛，但是走幾步或下床一陣子之後，疼痛反而減輕了。到了下午或是站立太久，活動過多腳底痛又發作。反覆持續很長的時間。

老年人則是退化導致脂肪墊萎縮，形成緩衝效果減少所致。成因有以下幾點：長期站立或走路、扁平足、跟骨骨刺、運動傷害、肥胖症。病人往往會以為腳底長了骨刺，但X光顯示有骨刺不一定會造成疼痛，而沒有長骨刺的也常會有腳底痛。

為避免發生足底筋膜炎，跑步時要選用包覆性機能好的跑鞋，體重避免過重。

重要解決之道是加強腳部小肌肉及足底的力量，藉由以下運動鍛鍊便可改善：

拇趾外翻

正常的大拇趾會外偏 10~15 度（也就是拇指會歪向二趾），若超過 20 度就叫作「拇趾外翻」。拇趾外翻是生物力學上的不平衡，發生在 2~4% 人身上，大多數在 30~50 歲才會出現症狀。拇趾外翻的成因：

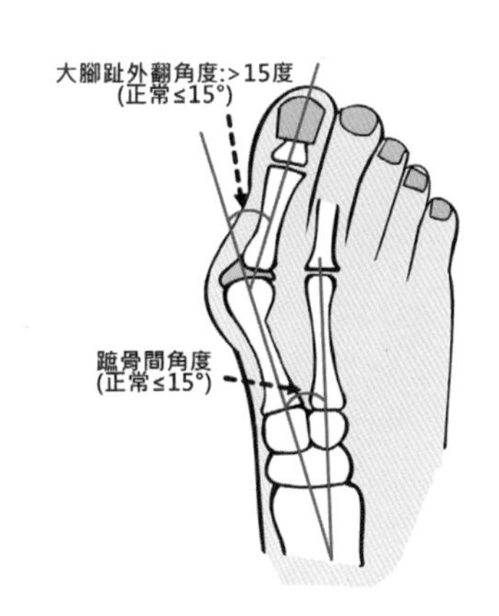

拇趾外翻是生物力學上的不平衡，發生在 2~4% 人身上，大多數在 30~50 歲才會出現症狀。（圖片來源：李炎諭醫師提供）

- **性別：**女性患上拇趾外翻較男性高 10~15 倍。

- **家族史：**58~88% 的患者有拇趾外翻家族史。
- **其他內在條件：**足部肌肉無力、扁平足、韌帶鬆弛、骨骼結構異常、類風濕性關節炎和某 些神經系統疾病。
- **外在原因：**受傷、穿著窄尖頭鞋或高跟鞋等。

足部肌肉無力是文明病。因穿鞋走路，常不使用腳拇趾，容易使腳底肌肉不發達，造成大拇趾彎曲。扁平足也常常併發拇趾外翻，這也和足弓的肌肉無力有關。老人家的拇趾外翻，其原因也多 是關節退化和肌肉無力。我在 50 歲之後，就拒絕穿高跟鞋，60 歲之後都穿健走鞋，並穿著五指襪，讓腳趾能夠發揮抓地力。

❶ 腳趾頭開合運動

腳趾盡量往外張開(外展)。

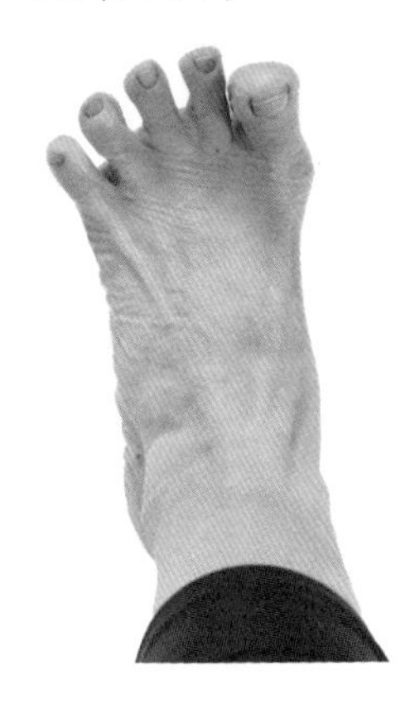

腳趾向內縮緊，類似手握拳。

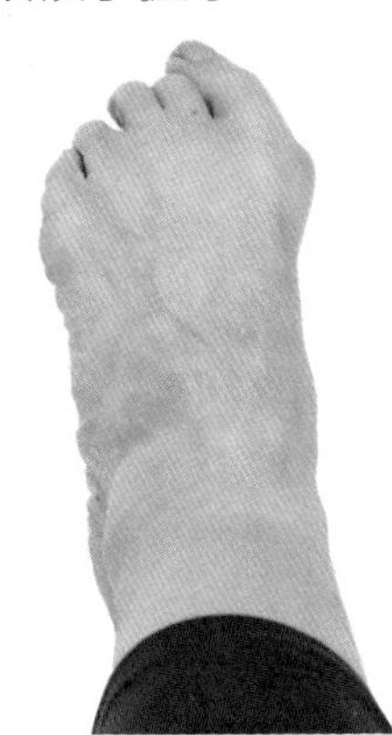

以腳夾筆書寫

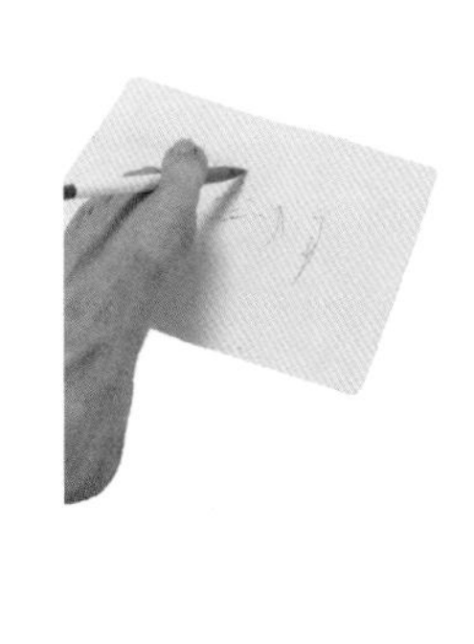

❷ 足背屈伸展運動（被動）

手握腳大拇趾，朝身體方向拉以伸展足背屈。

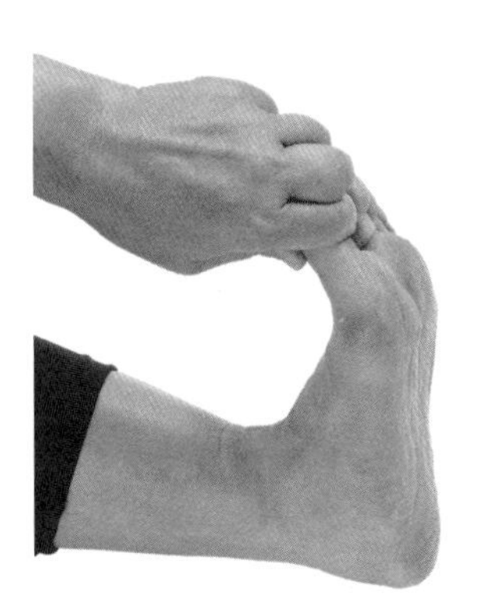

❸ 小腿後肌（腓腸肌）伸展

1 面牆正身站立，與牆保持 2 腳掌距離，雙手輕撐牆上。

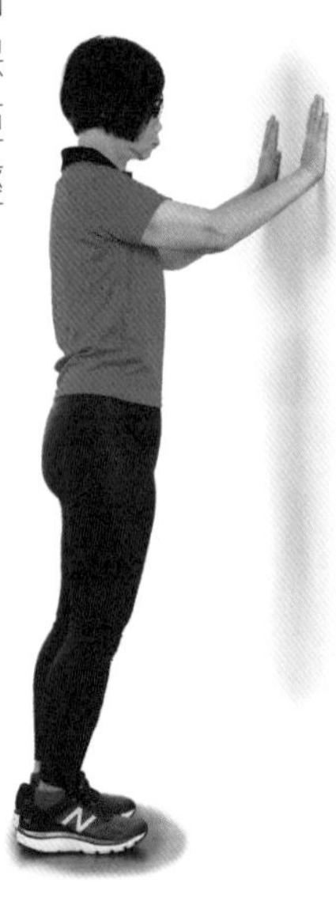

2 右腳向前跨步，使腳尖貼牆，腳跟著地。

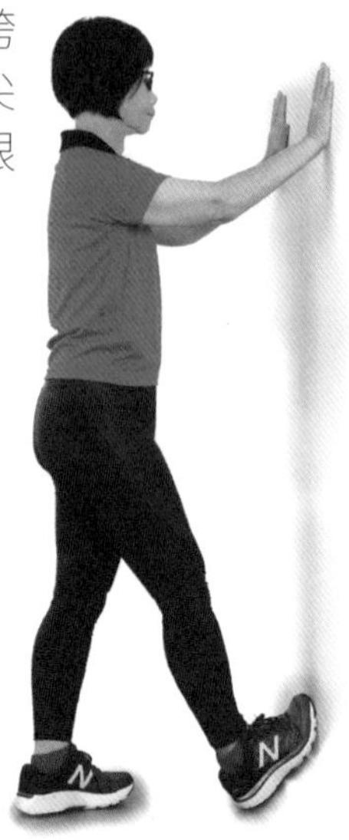

3 屈肘使身體朝牆貼近，進一步伸展小腿後肌。做完右腳之後改換左腳。

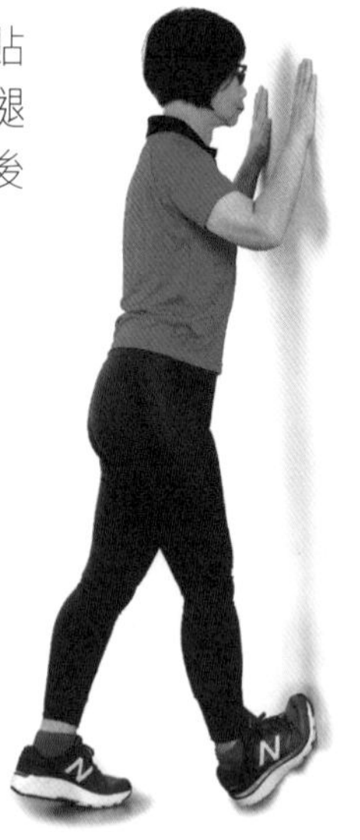

❹ 大腿後肌伸展

1 平躺地面，雙手放在身體兩側。

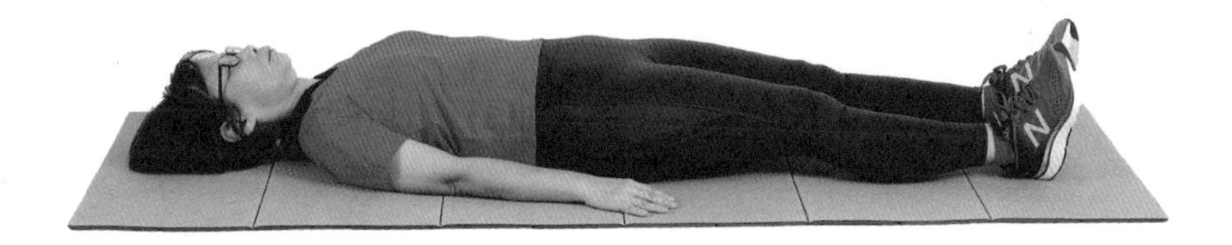

2 抬起左腳，雙手握住左膝，將膝蓋朝身體下壓以伸展大腿後肌。

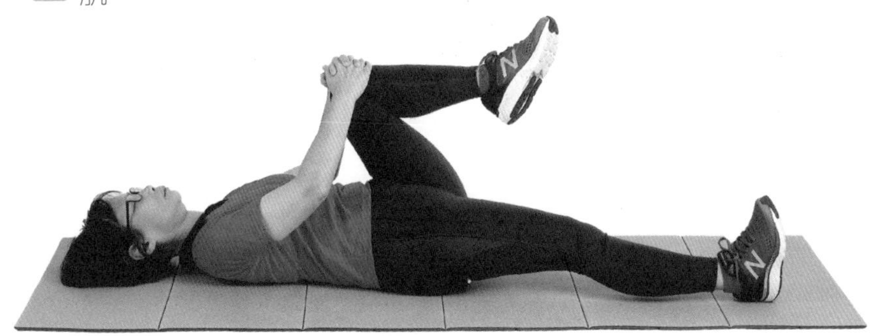

3 按同樣步驟改做右腳。

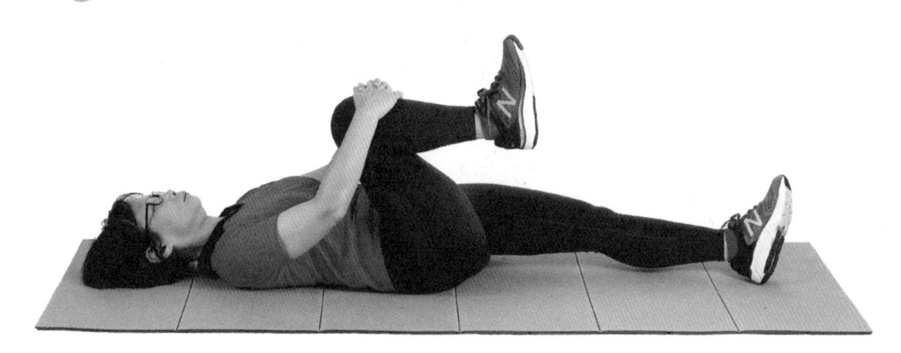

❺ 髖部伸展

雙腳與肩同寬站立，右腳向前跨步並勾起腳尖，左腳微曲彎身雙手觸碰腳尖，做完右腳之後換左腳。

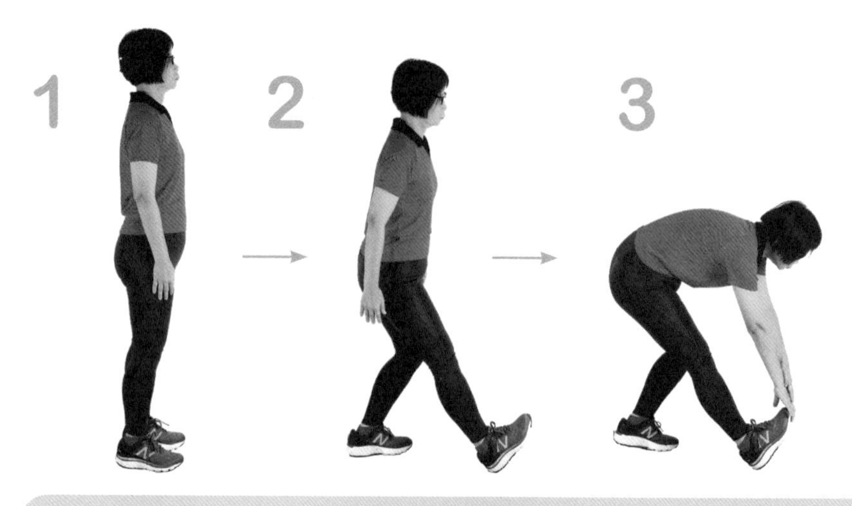

❻ 軀幹轉體伸展

平躺地上，曲起左腳右手放在左膝上，將腳朝右側下壓。做完左腳之後換右腳。

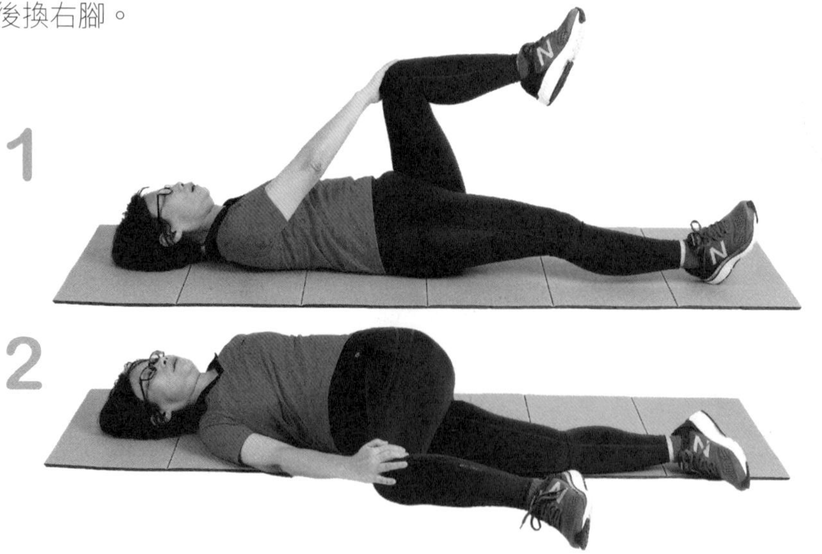

2 樂齡跑者肌力訓練

❶ 核心肌肉加強訓練

核心肌群 (core muscles) 位於人體軀幹中央，負責保護脊椎的肌肉群，是位在人體結構之 中，從橫膈膜以下，環繞著腰、腹、軀幹中心到骨盆底之間的一段肌群構造，由深層與淺層不同部 位的肌肉組成，例如腹肌、背肌、臀肌、大腿肌。練好核心有助於提高身體在不同活動中的表現、 維持日常正確姿勢和穩定性，以及降低鍛鍊或運動時受傷的風險，像是背部或頸部。以下是我覺得 簡單易行且有效的核心運動。

❶ 棒式

或稱為平板支撐，適合初學者奠定基礎，不需要器械，用自體重量就能強化核心肌群。進行時，注意軀幹要保持與地板平行，腹部不可太低，臀部不可翹起。保持 10 ～ 30 秒，可重複 5 ～ 10 次。

軀幹與地板平行

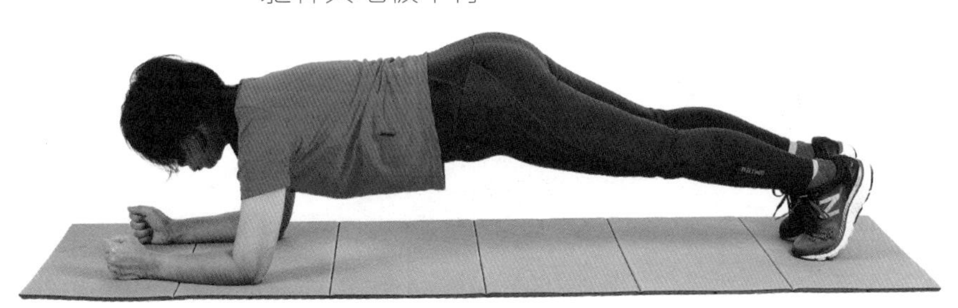

❷ 側棒式

可訓練核心外側的肌肉，如腹斜肌、臀中肌和腰方肌。

1 面朝右側躺在地上，以右手撐起上身。

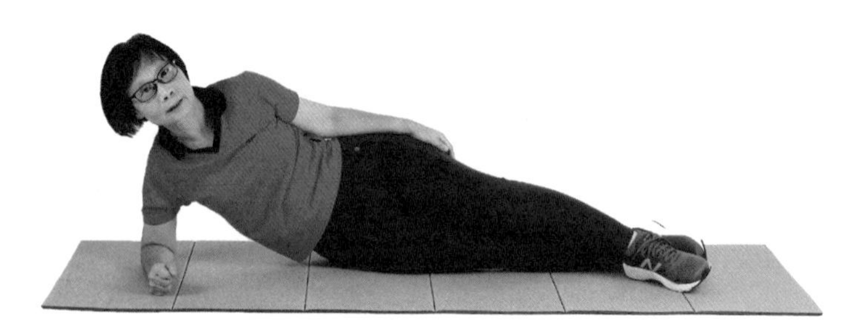

2 用力撐起使身體成一直線，臀部離開地面。可交叉雙腳以降低動作難度。左右兩側輪流練習。

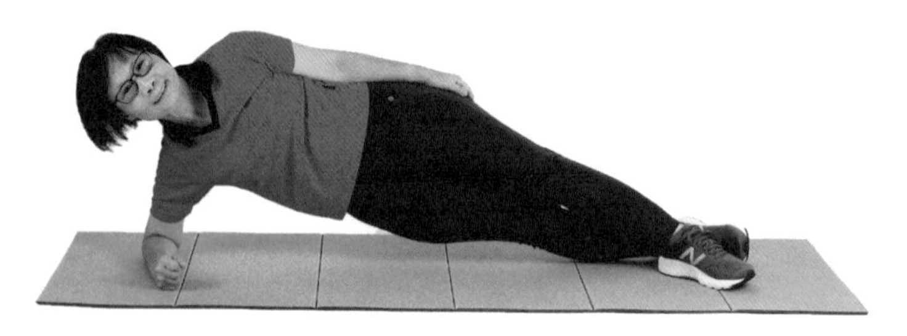

3 雙足相疊之側棒式難度略高

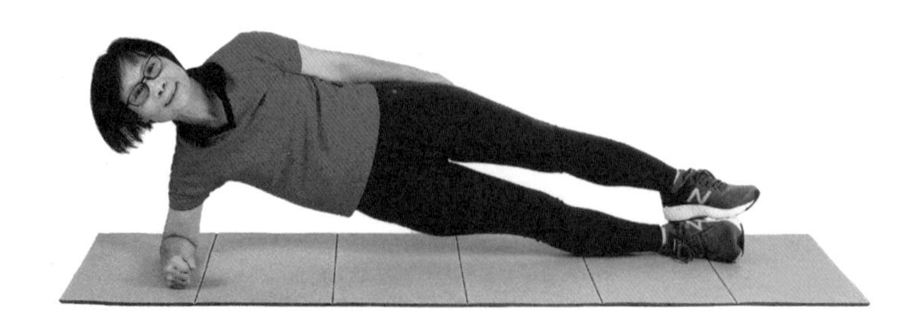

❸ 橋式

躺在地板上，雙腿彎曲，並將雙腳放在地板上。接著雙手放在身體兩側的地板上以支撐身體，抬起身體，直到肩膀到膝蓋形成對角線。

1 平躺在地上，雙手放在身側，彎曲雙腿。

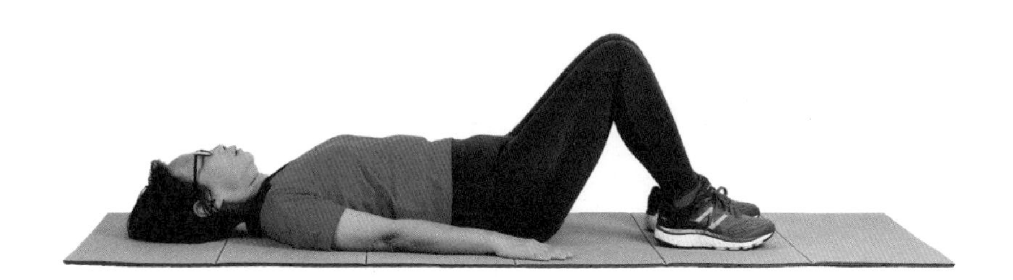

2 抬起身體，直到肩膀、臀部與膝蓋形成對角線。

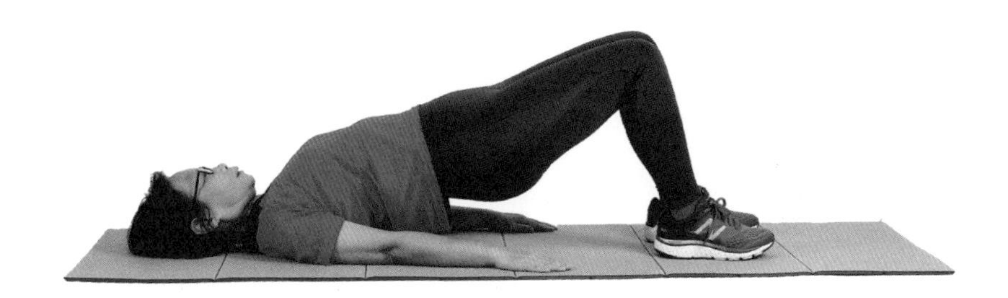

❹ 鳥狗式

對於核心和髖關節的控制有訓練效果。除了能鍛鍊下肢肌群與背部肌群之外，還能加強平衡與協調，同時美化臀部線條。先採跪姿，四肢著地，然後伸直左上肢及右下肢，保持 5 秒，再換另一 側。

1 以跪姿四肢著地

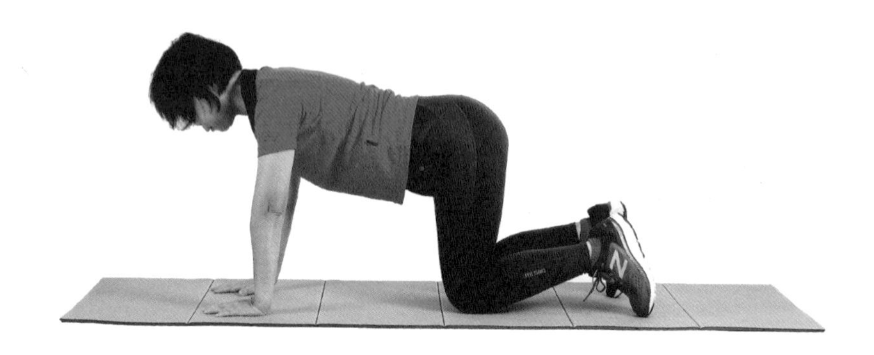

2 伸直右手臂的同時，豎起大拇指，並抬起左腳，保持動作 5 秒，再換另一側。

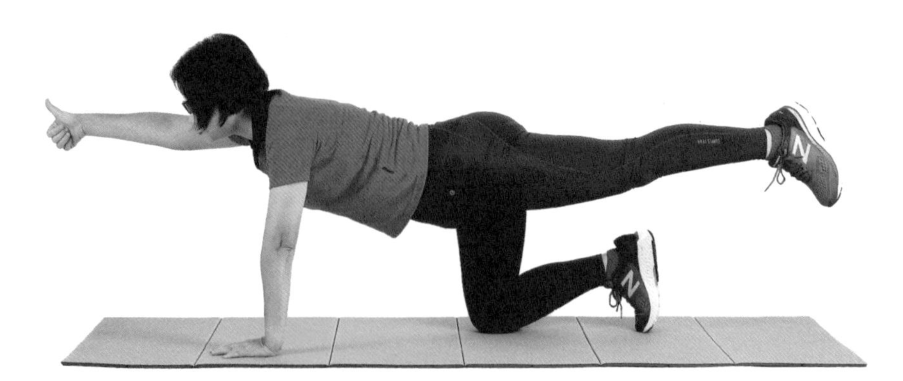

❺ 死蟲式

躺在地板上，將雙臂舉向天花板，雙腿彎曲膝蓋使小腿與腰部平行。然後右下肢打直緩慢放下，保持離地 30 度，同時左上肢往頭部放下，停留 5 秒後，回到起始位置。接著練另一邊，重複 同樣的動作。

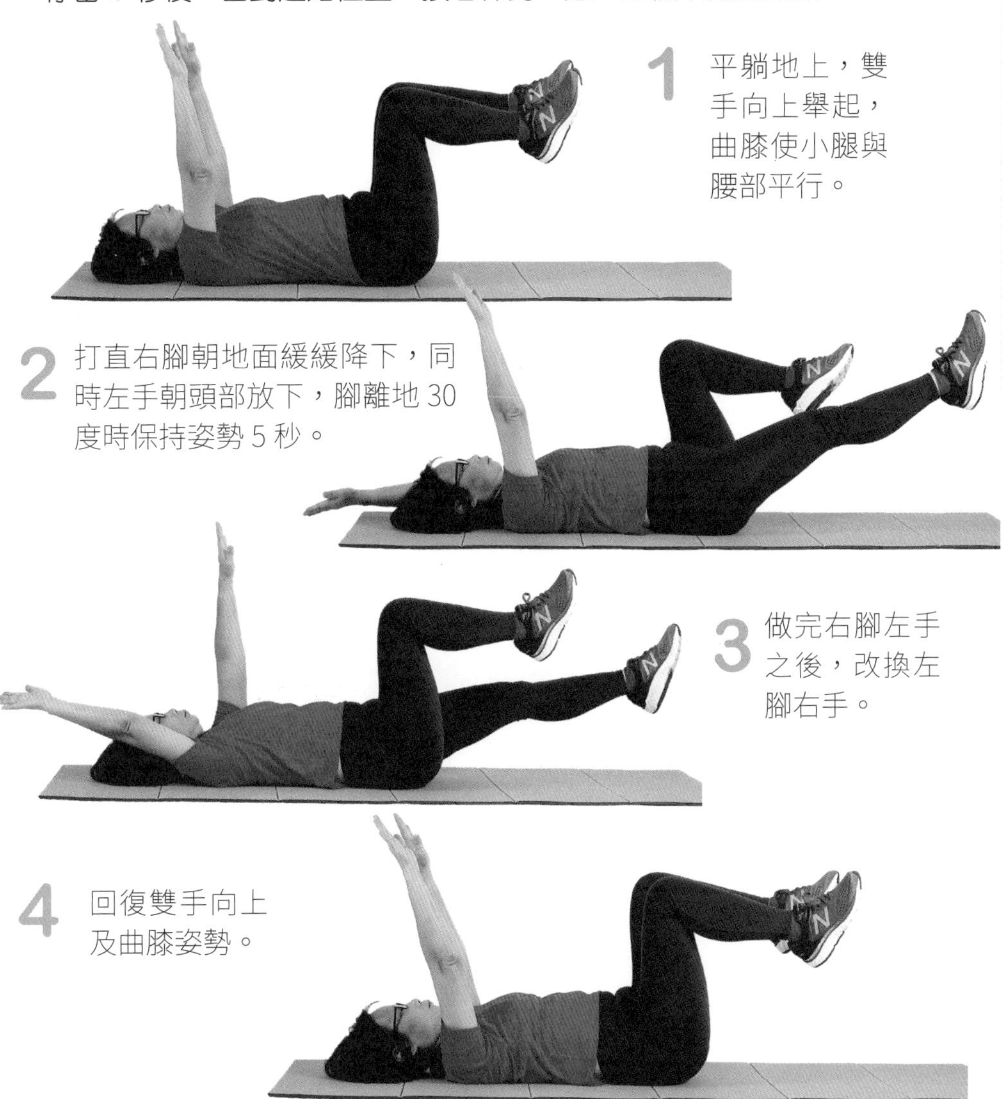

1 平躺地上，雙手向上舉起，曲膝使小腿與腰部平行。

2 打直右腳朝地面緩緩降下，同時左手朝頭部放下，腳離地 30 度時保持姿勢 5 秒。

3 做完右腳左手之後，改換左腳右手。

4 回復雙手向上及曲膝姿勢。

❻ 超人式

臉部朝下趴在地板上，雙腿和手臂伸直，形成一條直線。核心用力抬起雙腿和手臂，保持 5 秒，慢慢放平，可重複 10 遍。

1 臉朝下趴在地上，伸直雙手雙腿。

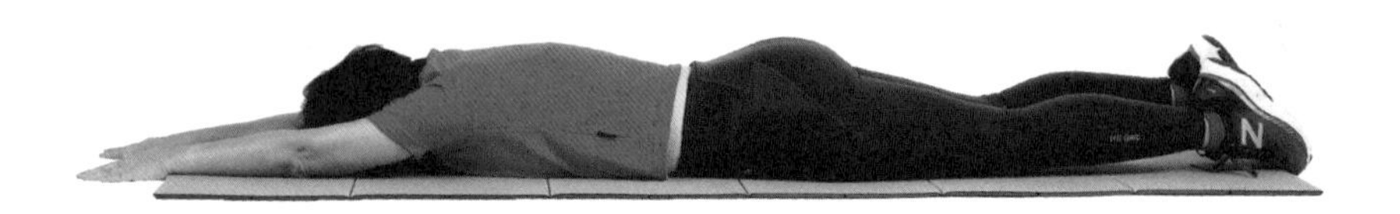

2 用力抬起雙手雙腿，保持 5 秒後慢慢放平。重複動作 10 次。

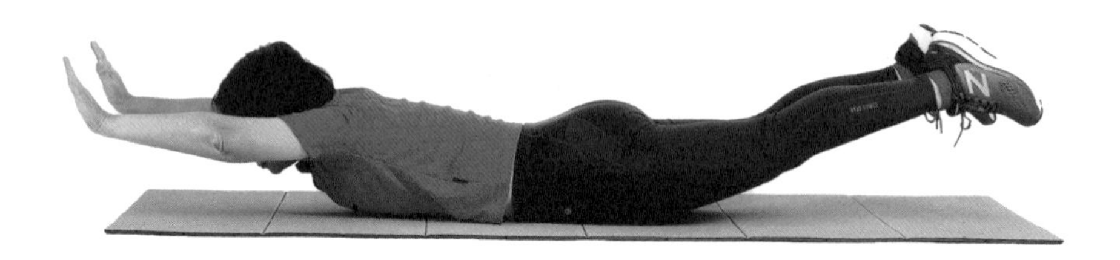

❷ 大腿肌力加強訓練

❶ 靠牆深蹲

背對牆壁，雙腳踩地離牆壁約 30 公分，臀部以上靠牆，雙腿打直，接著身體沿牆壁緩緩下降，直到大腿與地面平行，雙腿膝蓋彎曲呈 90 度，停留 2 秒鐘後再往上升，回到起始位置。如果持續保持深蹲姿勢，對大腿肌力是很好的鍛鍊。像是坐在無形椅子的動作，背部繼續靠著牆壁，停留約 30 秒。

1 背靠牆壁緩緩下滑至雙腿 90 度彎曲。

2 伸直雙臂，保持約 30 秒。之後背部上移至起始位置，重複下移曲膝舉臂動作。

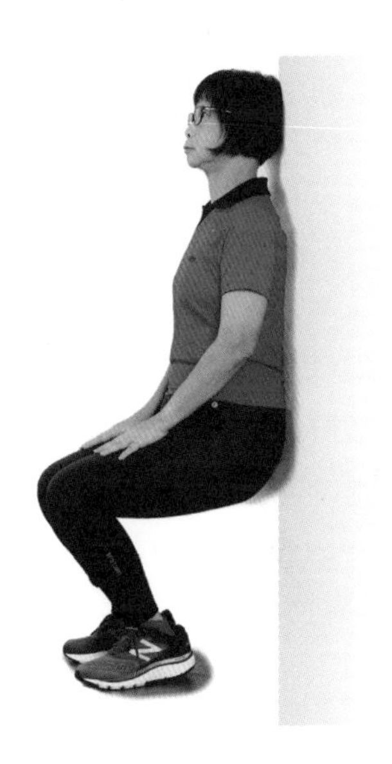

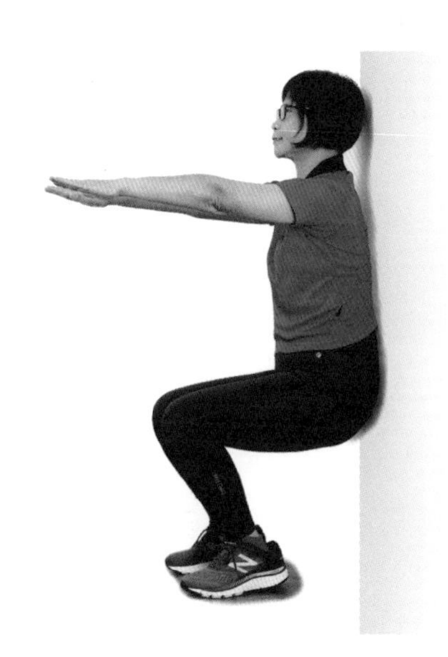

❷ 深蹲

上肢向前伸保持平衡，深蹲像坐在椅子上，最好大腿與地板平行（原諒我力道不足，坐得不夠 低）。

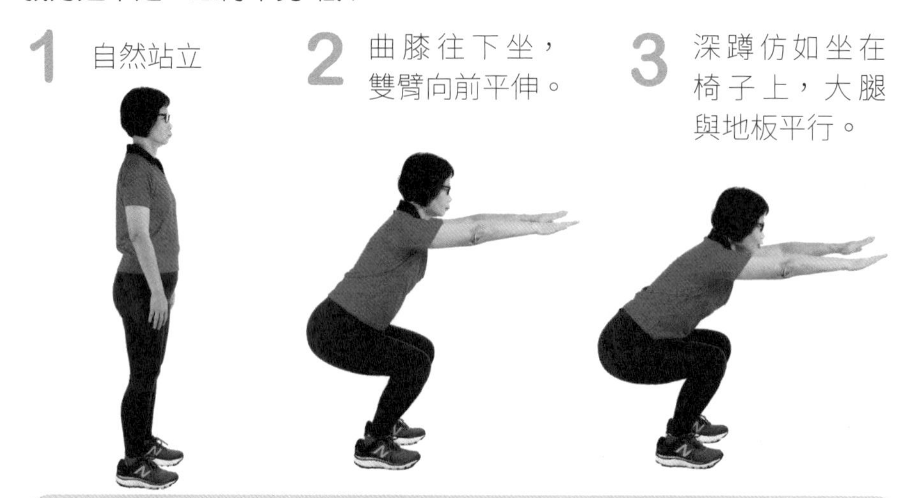

1 自然站立

2 曲膝往下坐，雙臂向前平伸。

3 深蹲仿如坐在椅子上，大腿與地板平行。

❸ 負重深蹲

在執行深蹲動作時，可以手持啞鈴的方式給予負重，稱為高腳杯深蹲。初學者使用 4 ～ 10 公斤（作者平常練習只使用 5 公斤）。負重也可使用槓鈴，這種比較專業，可以負重到 20 公斤至一倍體重，但必須在健身房有教練在旁比較安全。使用壺鈴練習深蹲時，也可以手握壺鈴兩旁。

持啞鈴負重練習，初學者從 4 ～ 10 公斤的等級開始。

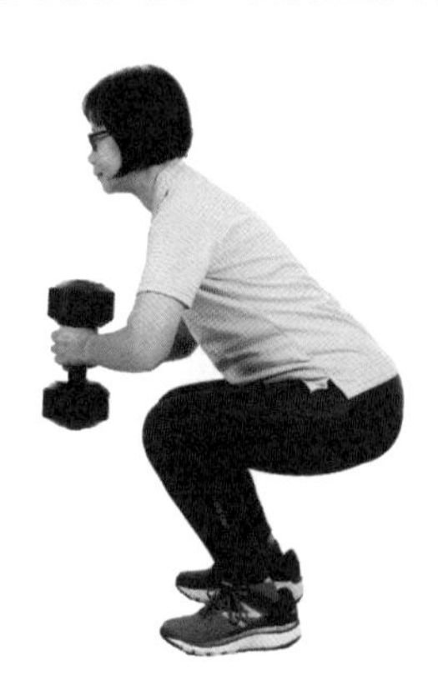

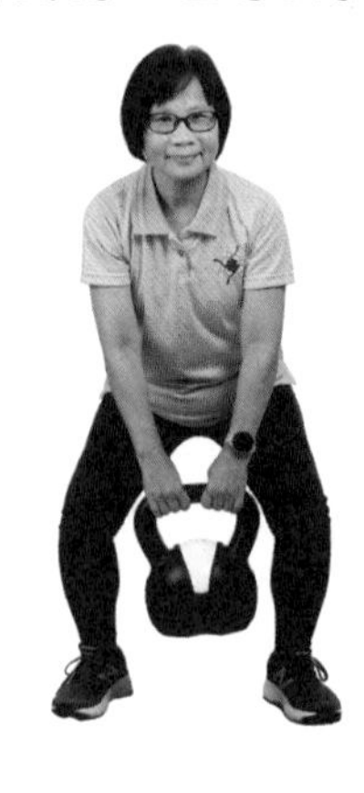

使用壺鈴練習深蹲時，除了雙手握提把手之外，也可以握住壺鈴兩旁。

❸ 小腿肌力加強訓練

❶ 抬腳單腿站立

小腿肌肉由三塊主要肌肉組成 —「內腓腸肌」、「外腓腸肌」和「比目魚肌」，這兩條肌肉在腳後跟上方聚集，並附著在跟腱上。女生常會擔心小腿越練越粗，對於訓練「小腿肌肉」感到排斥，這個說法其實不完全正確，根據統計及作者本身的體驗。適當的鍛鍊小腿肌能讓腿部線條看起來更修長。還能夠預防拉傷、腳踝扭傷、足底筋膜炎等常見傷害。

單腿站立，用手扶牆保持平衡。繃緊核心維持張力，抬起腳後跟，用前腳掌蹠骨部位著地。回到起始位置，並重複動作。練習 10-15 次（不要練到筋疲力竭的程度），重複 2 組。

根據一項研究統計，60-69 歲長者不論性別，可以連續不中斷做到 19 次。

在 60 歲以前，男性多於女性（50-59 歲，男性 23 次，女性 21 次），在 70 歲以後，女性反而表現較優（70-79 歲，男性 14 次，女性 16 次）。大家可以試試自己是否高於平均值！我自己試了，還真累呢！

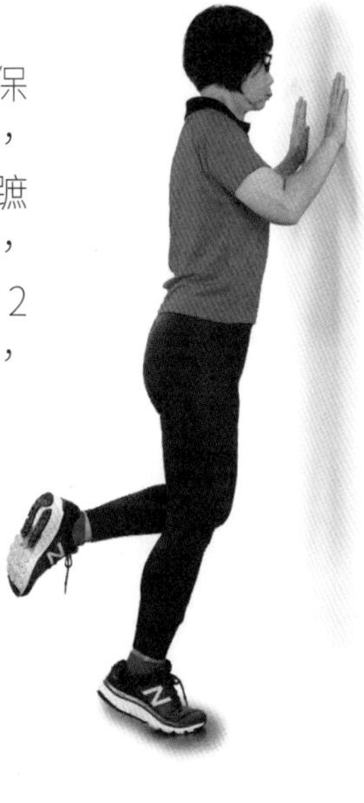

右側單腿站立，用手扶牆保持平衡。繃緊核心維持張力，抬起左腳後跟，用前腳掌蹠骨部位著地。回到起始位置，並重複動作 10-15 次， 重複 2 組。然後換成左側單腳站立，再做 2 組。

PART 4

完全解惑！
樂齡跑步迷思Q&A

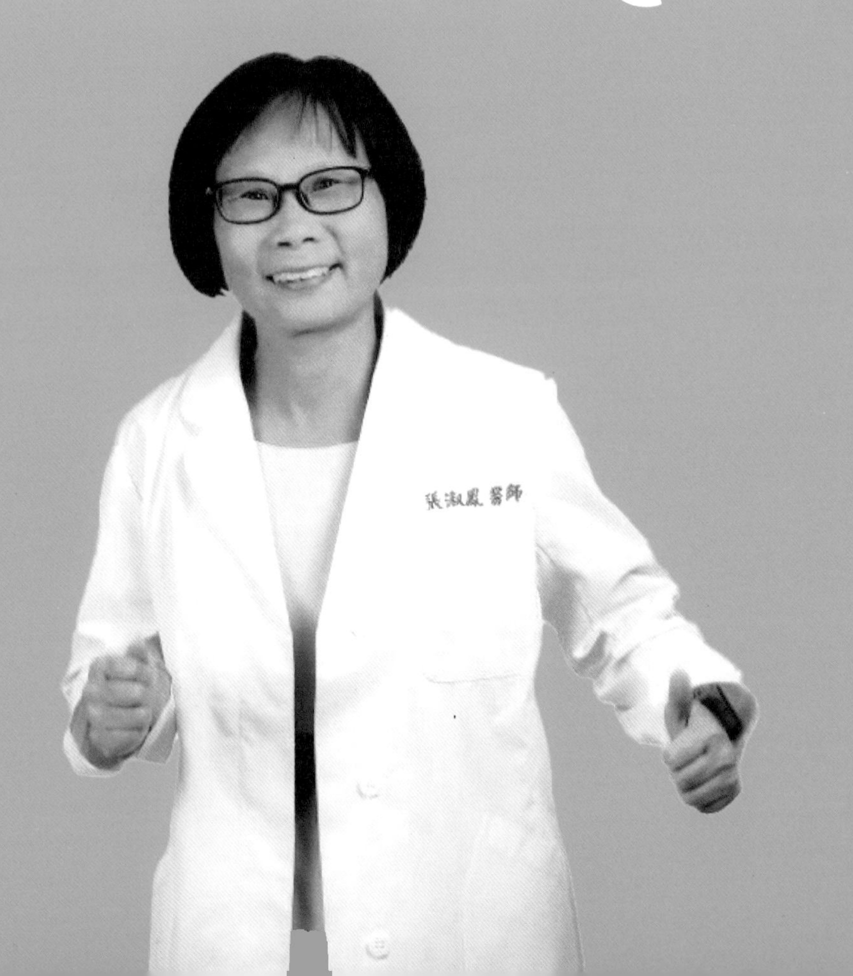

1. 關於樂齡跑步的安全性

Q1. 50、60 歲以後開始跑步是否太晚了？
Q2. 馬拉松對樂齡人士來說是否過於劇烈？
Q3. 患有慢性病的樂齡人士跑步是否安全？
Q4. 跑步對樂齡人士的膝蓋有害嗎？
Q5. 跑步會導致老年人膝關節退化嗎？
Q6. 樂齡人士如何防止跑步受傷？
Q7. 樂齡人士跑步時如果感到疼痛該怎麼辦？
Q8. 樂齡人士在極端天氣下跑步是否安全？

2、關於樂齡跑步的益處

Q9. 跑步能改善樂齡人士的心血管健康嗎？
Q10. 跑步對樂齡人士的骨密度有何影響？
Q11. 跑步能改善老年人的心理健康嗎？
Q12. 為什麼慢跑比超慢跑更適合作為 50+ 樂齡族的鍛鍊項目？
Q13. 跑步能改善老年人的認知健康嗎？
Q14. 跑步能幫助樂齡人士保持健康體重嗎？

3、關於樂齡跑步的計畫

Q15. 樂齡跑者應該吃什麼來為跑步提供能量？
Q16. 樂齡人士如何隨年齡增長調整跑步習慣？
Q17. 樂齡人士如何監測跑步進展？
Q18. 樂齡人士如何保持跑步動力？
Q19. 樂齡人士應該每天跑步嗎？
Q20. 力量訓練對樂齡跑者是否必要？

1 關於樂齡跑步的安全性

50、60 歲以後開始跑步是否太晚了？

A **跑步運動永遠不會太晚。**

我在臉書上認識一位跑者林炳煌先生（徵得本人同意公布姓名），78 歲，每天會貼文報告自己的跑步練習，以「早安 78 歲的跑步日常」為發文前言，每天跑量是 15 公里。他自我介紹，66 歲退休，67 歲開始參加初半馬、全馬，表示 66 歲開始也很棒。他成績很好，2021 ～ 2023 全國長青 5000 ～ 1000 公尺得到 6 金（是我的偶像）。

距離
30.01 公里
時間
2:40:16
配速
5:20 / 公里
GARMIN
TODAY is my DAY
松山區 跑步
2024年3月20日 5:55 上午 @ 松山區

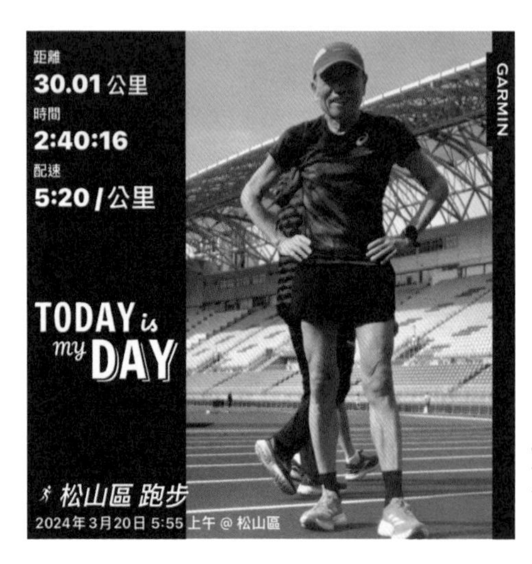

66 歲退休後才開始跑步的林炳煌先生跑步的成績很輝煌，他的跑步精神鼓舞了很多人。（取自林炳煌先生個人臉書）

另一位臉書跑友是 62 歲開始跑，72 歲已經累積 48 場馬拉松，他不求快，就是以有氧速度跑步。

我先生蘇哲能醫師受我影響及鼓勵，雖然略有心律不整，也在 66 歲時克服心理障礙（擔心自己心臟不堪負荷），開始較為規則練跑（還在工作，不能天天練跑），可以參加 10 公里的賽事。

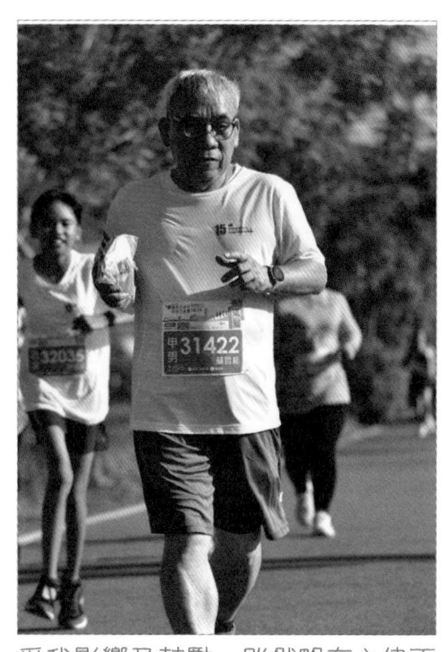

受我影響及鼓勵，雖然略有心律不整，我先生蘇哲能醫師仍然克服心理障礙規則練跑。

我先生的國中同學蔡先生也是 66 歲開始練跑。

我大學同學侯醫師是一位心臟科教授，體重超標的他，看到我在 Line 群組的分享，在 66 歲時開始跑步減重，很有成果。

我擔任醫院評鑑委員已經有 20 年，最近在醫院評鑑的過程中，認識一位小兒科教授，他跟我一樣喜歡晨跑，帶跑鞋出差，也是 60 歲以後才開始跑步。他弟弟是骨科醫師，也支持他跑步運動。只是 60 歲以後開始跑步，要評估自己的體能狀態及控制慢性病（如果有的話），慢慢增加跑量。

Q2 馬拉松對樂齡人士來說是否過於劇烈？

A **我覺得比起 5 公里競速，馬拉松賽事更適合樂齡人士。**超慢跑的創始者田中宏曉教授倡導用走路速度就可以跑完馬拉松。一般馬拉松比賽限時 6.5 ～ 7 小時，只要用比每小時 6 公里多一點的慢跑速度，就可以跑完。**主要是需要規律練習，用有氧運動的速度慢慢增加跑量。**

像我目前在心率 120/ 分的情況下，可以跑 8 分速（每公里用 8 分鐘），我先生在同樣心率時，只能跑 11 分速，經過 3 個月的練習，進步到 10 分速，可以持續跑 30 分鐘。他之前無法持續跑，需要跑跑停停。主要是因為平常人一開始跑習慣跑快，心臟需要跳很快才能維持肌肉所需氧量，這時會覺得很喘很累，需要停下來休息。

不管是跑 5 公里或馬拉松，我覺得最困難的就是前面 1 公里，如果前面 1 公里用衝刺的速度，一定會覺得很累，無法支撐下去，尤其是跟著一堆年輕人跑，一開始要堅定決心慢慢跑。最好有運動手錶監測心跳及速度，不然常會不小心前面跑太快。要持續跑 6 ～ 7 小時需要一些技巧，比如平穩配速、補充能量及水分、慢慢增加每週跑量等。只要有決心，慢慢練習，完成馬拉松不會太困難。

第一次參加馬拉松，要找比較平坦的賽道完賽時間 7 小時的賽事。在氣溫低的陰天，比較容易完賽；氣溫高或悶熱，太陽高照，排熱困難，心跳太快，就會掉速。只求完賽的樂齡族，早上

6 點開始跑，要跑到中午 12 點以後，如果天氣太晴朗，中午日曬會感覺很熱，要特別注意防曬及日曬的練習。若練習不夠，硬撐下去，對身體確實太劇烈危險；如果練習足夠，就是安全的。記得我以前跑完，隔天走路都特別困難；現在跑完隔天上班，走路、爬樓梯都很正常。

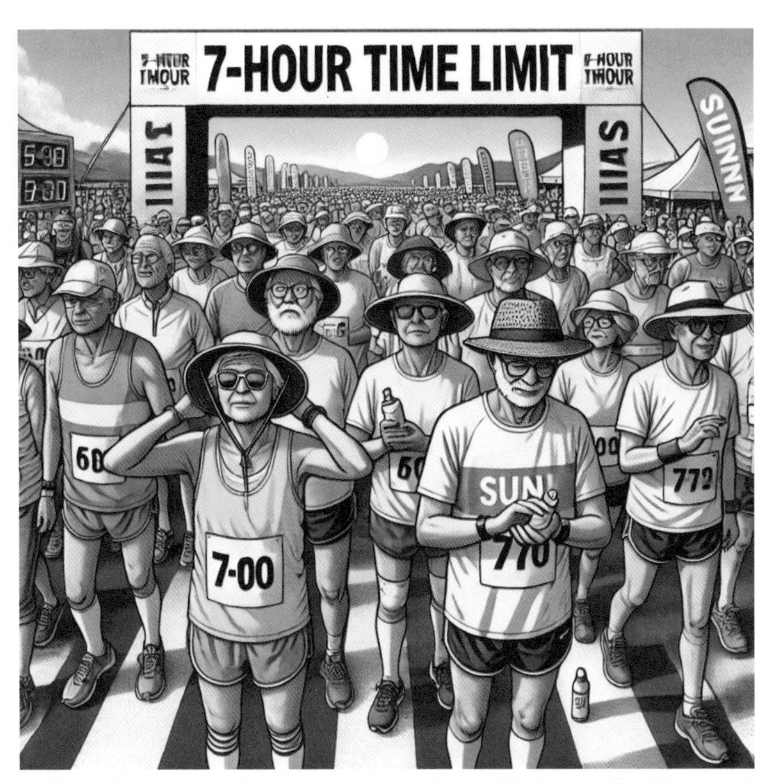

剛開始參加馬拉松賽事，要找比較平坦的賽道、完賽時間 7 小時的賽事。樂齡族還要特別注意防曬。

Q3 患有慢性病的樂齡人士跑步是否安全？

A 慢性病若要得到良好控制，規律地進行有氧運動很重要。國健署出版的《全民身體活動指引》第九章特別針對慢性疾病者提出建議，慢性病患者可從規律的身體活動獲得許多健康效益，在本身能力範圍以內從事身體活動是安全的。**有慢性疾病或相關症狀的人應該向健康照護及運動指導專業人員洽詢，確認適合自己的身體活動內容。**書中提到氣喘、糖尿病、癌症、高血壓、心臟疾病、焦慮與憂鬱及慢性阻塞性肺疾病等，都可以從有氧運動（包括健走及慢跑）中得到好處。

身體活動也可幫助第二型糖尿病患者控制血糖，跑步可幫助減重，對高血壓、高血脂的控制都有幫助。如果在安全上有顧慮，應諮詢有運動處方經驗的相關科別醫師。跑步前，記得補充水分，充足睡眠；高血壓者建議先測量血壓，記得服藥；糖尿病者要監測血糖，不要空腹運動，避免低血糖。基本上，慢跑是很安全的，因為可以自己決定運動強度及時間，在有氧運動內增加跑步時間，心跳太快就停下來休息或改為走路，慢慢練習，不只心肺功能進步，血糖及血壓控制也會改善。

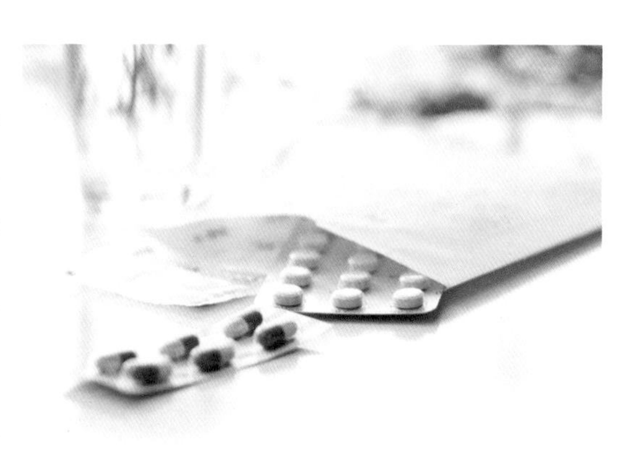
在本身能力範圍以內慢性病患者從事身體活動是安全的，從規律的身體活動病患可以獲得許多健康效益，丟掉常年傍身的藥罐子。

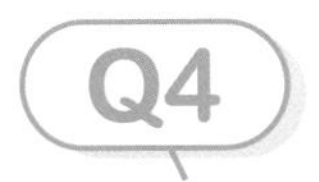

Q4 跑步對樂齡人士的膝蓋有害嗎？

A 很多人擔心跑步會毀掉膝蓋，包括我的醫學系同學在內，警告樂齡人士不要跑步的醫師可不少。我通常會推薦知名骨科醫師呂紹睿的著作《自己的膝蓋自己救》，幫助大家了解跑步很適合樂齡人士。

多項研究顯示，**定期跑步可以增強膝關節力量，往往可以預防膝關節炎，重點是要加強股四頭肌的訓練。**在跑步過程中，我確實膝蓋疼痛過，也擔心膝蓋會壞掉。膝蓋和關節疼痛是跑者的常見症狀，原因不是膝關節磨損受傷，更多是因為髂脛束症候群（iliotibial band syndrome，ITBS）和髕股疼痛症候群（patellofemoral pain syndrome，PFPS）。

髂脛束綜合症的疼痛往往起源於膝蓋一側，並可能向上到大腿，偶爾會痛到臀部，可透過物理治療結合肌力訓練來治癒。髕股疼痛症候群的疼痛往往起源於膝蓋前部，即所謂的跑步膝，是膝蓋骨（髕骨）移動與關節中的凹槽稍微不對齊而引起的，與股四頭肌或大腿後肌（hamstrings）無力有關。

擔心膝蓋受傷，就要加強膝關節相關肌肉的肌力及耐力訓練，跑步反而對膝關節保養是有幫助的。要注意跑步場地、跑姿，並穿適當合腳、避震的運動鞋，也不宜在未訓練下一次跑太久。

Q5 跑步會導致老年人膝關節退化嗎？

A **答案是不會。**膝關節骨關節炎的許多危險因子已被確定，如年齡、肥胖、職業，以及由於跪或蹲等重複動作而造成的關節損傷。

跑步可以減重，加強肌力，對關節退化有保護作用。2023年3月1日發表於運動科學骨科雜誌（Orthopaedic Journal of Sports Medicine）的一篇系統性回顧，透過搜尋 PubMed、Cochrane 圖書館和 Embase 資料庫來進行系統性評價，基於影像學和/或病患報告結果（PRO），評估累積跑步對膝關節骨關節炎或軟骨損傷發展影響的研究，共包含 17 項研究，涉及 7194 名跑步者和 6947 名非跑步者。

跑步組的平均追蹤時間為 55.8 個月，非跑步組的平均追蹤時間為 99.7 個月。跑步組的平均年齡為 56.2 歲，非跑步組的平均年齡為 61.6 歲。男性整體比例為 58.5%。非跑步組的膝蓋疼痛盛行率顯著較高（$P < 0.0001$）。

多項研究發現放射學膝關節骨關節炎的盛行率沒有顯著差異。一項研究發現，不跑步者的膝關節骨關節炎進展為全膝關節置換術的風險顯著較高（4.6% vs 2.6%；$P = 0.014$）。其結論是從短期來看，**跑步與 PRO 惡化或膝關節骨關節炎的放射學症狀無關，並且可能可以預防膝關節疼痛。**

Q6 樂齡人士如何防止跑步受傷？

A 平常訓練要包括核心肌群及四肢肌力的鍛鍊，跑步前要有足夠睡眠，要選擇舒適合腳的鞋子，運動前要做暖身運動，跑步時規劃適當的訓練分量，可避免跑步受傷。

除非醫師特別指示，否則不建議穿戴護膝跑步。在正常情況下，跑步後膝蓋應該是不會痛的；若跑完後出現痠痛感，可能有以下情況：跑步時足部落地的方式不正確（建議以前腳掌著地）；跑前沒有適當地暖身；跑後沒有做伸展運動；短期內突然增加跑量；跑鞋磨損；肌力不足，臀大肌或核心肌群無力導致代償等。

在跑步當下，透過腳掌與地面的推蹬而產生前進的動能，這時膝關節會承受來自身體的重力和地面的緩衝力，若在較硬的場地（如水泥地）跑步，會對關節產生較大的衝擊力，建議體重較重跑者選擇緩震能力較好的跑鞋，並且在運動場跑道上練習，以降低膝關節衝擊。沒運動習慣者、髖關節或膝蓋曾經開刀者，若要開始跑步，必須先評估自己的肌力，慢慢增加強度。跑鞋鞋底一側磨平導致重心移位時，也容易膝痛，應及時更換新鞋。此外，步頻在180下左右，步幅短一點，也比較不容易受傷。

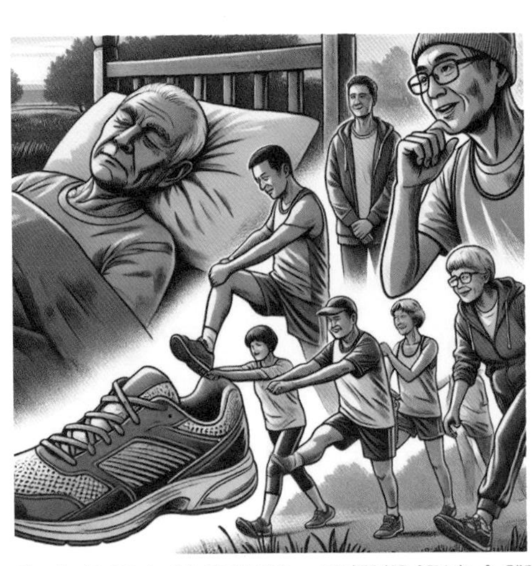
跑步前要有足夠睡眠，要選擇舒適合腳的鞋子，運動前要做暖身運動。

Q7 樂齡人士跑步時如果感到疼痛該怎麼辦？

A 跑步的初學者或有一陣子沒跑步的人，經常會發生膝蓋外側感到疼痛的「髂脛束症候群」。直接受到著地衝擊的腳掌與腳背，也是容易受傷的部位，還有因為彈性不足而發炎的「足底筋膜炎」，以及脛骨肌肉太僵硬而造成的脛前疼痛（shin splint）。

如果疼痛，應停下來，評估可能原因，如加強核心肌力，改善臀部附近肌肉柔軟度，做好足底伸展運動。發炎疼痛時，宜充分休息。急性疼痛需要冰敷，慢性疼痛是熱敷，如果是跑完後肌肉痠痛，隔天再繼續緩和運動即可緩解。如果持續疼痛，還是需要找有經驗的醫師評估。

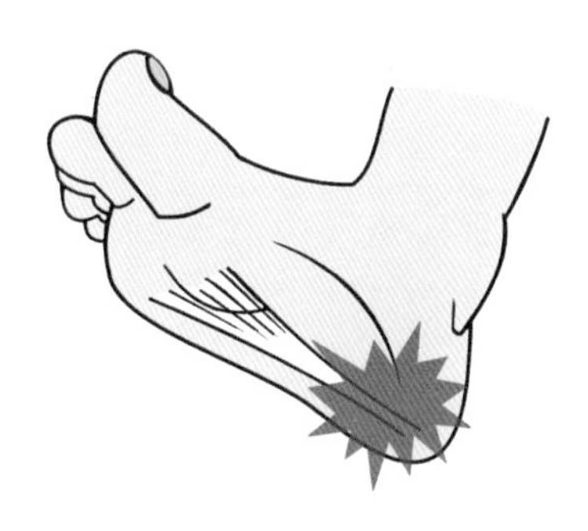

因為彈性不足而引發「足底筋膜炎」時，應該先停止運動。（圖片來源：李炎諭醫師提供）

除了跑步相關部位的疼痛外，腹肌肌力不足或背肌肌力不足，也可能產生腹痛及背痛。做好跑步前的肌力訓練、暖身運動、伸展運動，可避免跑步時疼痛。

Q8 樂齡人士在極端天氣下跑步是否安全？

A **樂齡人士不適合在極端天氣下外出，更何況是跑步。**即使年輕人在不好的天候下運動，也會有生命危險。只是每個人對極端天氣的定義不同，適應力也差很多。

我寫過一篇文獻，討論天氣與腦中風發生率的關係，像是15°C左右的天氣，對外國人是很適宜的溫度，但這時國人的腦出血發生率就明顯增加。

我到加拿大遊玩時，高溫特報是 29°C，我覺得這溫度還算宜人。氣象上的氣溫通常是指溫度計量測距地面 1.25 ～ 2.00 公尺間、通風良好且不受太陽直達輻射影響的大氣溫度。現在氣象局也會提供體感溫度給民眾外出運動參考。

體感溫度會因不同的濕度、風速、直接日照和人體基礎代謝率（basal metabolic rate）等而不同，其中日照量變動較大。濕度越高時，人體皮膚表層散熱不易，會感受到較實際氣溫還要高的溫度；風速較強時，會加速人體皮膚表層散熱，使感受到的溫度較實際氣溫還低。以我來說，天氣溫暖時如果下大雨不算什麼，可以照樣跑馬拉松，**但如果天冷又下大雨就不行。總之，運動是為了健康，天候不佳，還是在室內運動為宜。**

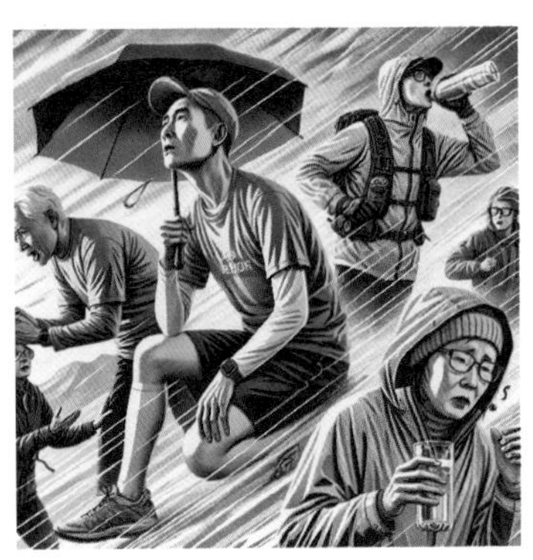

每個人對極端天氣的適應力不同，不僅樂齡人士，即使年輕人，也會有生命危險，不可不謹慎。

2 關於樂齡跑步的益處

Q9 跑步能改善樂齡人士的心血管健康嗎？

A **跑步與其他有氧運動都能改善樂齡人士的心血管健康。**

2008 年的美國人體能活動指南（Physical Activity Guidelines for Americans）開始建議每週至少進行 75 分鐘高強度或 150 分鐘中等強度的有氧運動，認為這樣的體能活動可以對健康帶來顯著益處，這也是我國國健署對老年人運動的建議。

哥本哈根市心臟研究自 2001 年以來，針對 1098 名健康慢跑者和 3950 名健康非慢跑者進行了前瞻性的追蹤，目的是探討慢跑者的慢跑速度、慢跑量和慢跑頻率與長期全因死亡率之間的關係。

與久坐不動的非慢跑者相比，每週慢跑 1 ～ 2.4 小時的人死亡率最低。慢跑的最佳頻率為每週 2 ～ 3 次，最佳配速為較慢配速（每公里大於 7 分 27 秒）。輕度慢跑者的死亡率最低。

根據 2020 年歐洲心臟學會發表的運動指引，所有健康成人應該每週至少進行 150 分鐘中等強度或 75 分鐘高強度有氧運動或其等效的組合，也建議在 1 週內進行多次鍛鍊，即每週 4 ～ 5 天，甚至能夠每天規律運動。

Q10 跑步對樂齡人士的骨密度有何影響？

A **跑步能改善樂齡人士的骨密度。**通常男性過了 50 歲、婦女停經後，就開始會有骨質疏鬆問題，60 歲以上的人更是骨質疏鬆高危險群。

要延緩骨質疏鬆的發生，就要多運動。

根據國健署「骨質疏鬆症臨床治療指引」，走路可改善下肢骨頭骨密度，而快速健走效果又比慢慢散步好。慢跑可改善成年人腰椎、腳跟骨等的骨密度。**運動可增加骨密度，增強肌力，改善平衡功能，減少跌倒和骨折。**

髖骨骨折會嚴重影響健康，對老年人的生活也有很大影響。比起嚴重身體活動不足的人，有身體活動的人髖骨骨折的風險較低，這對女性更加重要。

研究顯示，每週從事 120 ～ 300 分鐘至少中等費力以上的身體活動，可以降低髖骨骨折的風險，原因是可增加骨質密度及改善平衡能力。跑步可以改善骨質密度，但已經有骨質疏鬆症者，要避免劇烈快速的運動、急速的扭腰及彎腰，因跳躍、跑步等高強度訓練可能導致脆弱的骨骼發生骨折。

Q11 跑步能改善老年人的心理健康嗎？

A **定期的有氧運動，如跑步，能改善老年人的心理健康。**跑步時，體內會釋放內啡肽和血清素，這些化學物質可以改善情緒。定期以適度的速度跑步可以改善心理健康，甚至改善記憶力和學習能力。戶外跑步還有其他好處，例如：減輕孤獨感和孤立感，幫助緩解憂鬱和焦慮。

老年人的睡眠品質通常較差，變得淺眠及片段，跑步期間和跑步後釋放的化學物質可放鬆身體，並促進深度睡眠。規律的睡眠對大腦有益，並可能改善心理健康。距睡前太近的跑步可能會產生相反效果，因為會使身體及情緒太興奮，反而睡不著。

老年人開始跑步，也許會受到年輕人及其他老年同伴勸退，建議走路就好，這時可以從半跑半走開始，漸漸增加運動強度，等身體變得更強健時，外面的阻力自然會變少。

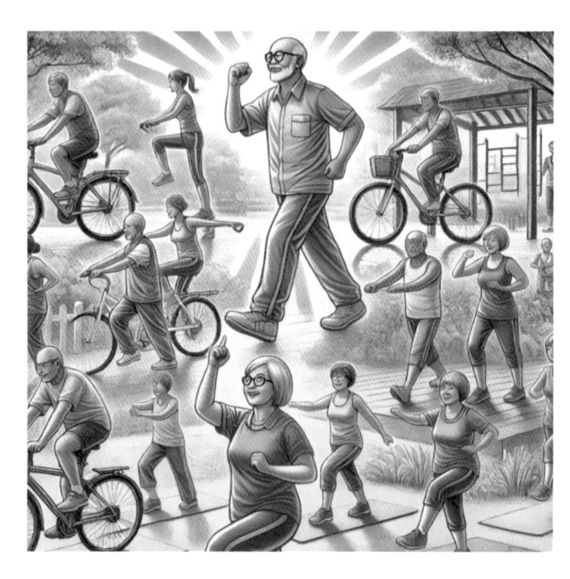

跑步與其他有氧運動都能改善樂齡人士的心血管健康、骨密度，定期的有氧運動，更能改善老年人的心理健康。

Q12 為什麼慢跑比超慢跑更適合作為 50+ 樂齡族的鍛鍊項目？

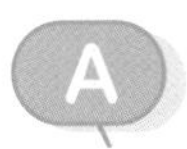

首先要從定義開始，慢跑及超慢跑在 50 歲以上樂齡人士心中是怎樣的運動？

一位糖尿病病友告訴我，他多年來平常都會做超慢跑，我看他體重沒有明顯下降，就請他示範跑步方式，結果是腳不離開地面、身體及上肢擺出跑步姿勢的方式。後來才知道這是網路上非常紅的葉子老師猿猴式原地超慢跑。根據定義，前進時，有一腳必須接觸地面的是走路，而雙腳有瞬間離開地面的是跑步，再根據速度定義分為慢走、快走、慢跑、快跑。

葉子老師的方式很特別，不能算走，更不能算跑，因為沒有前進，腳也沒有離地。這是一種很特別的方式，鼓勵有運動恐懼、跑步恐懼的人開始運動，功勞不小。但如果想增進心肺功能、增強肌力、型塑體態，效果就沒有快走及慢跑好了。

普通跑步時速約 10 公里，慢跑是 7～8 公里，超慢跑約在 5～6 公里，這是以速度來區分，但如果加上年齡因素，可以再各下降 1 公里。一開始超慢跑從 4～5 公里開始，大約是年輕健康行人的走路速度。超慢跑是慢跑的前行訓練，當熟悉超慢跑並持續一段時間後，心肺功能會逐漸改善，大約半年後，以同樣輕鬆的感覺，速度可在不知不覺中進步到慢跑定義區，甚至是一般跑步的時速 9 公里。這就是我們期待的效果，**以超慢跑作為入門練習，慢慢達到慢跑速度，甚至是可用慢跑速度達到馬拉松、超馬的距離。**

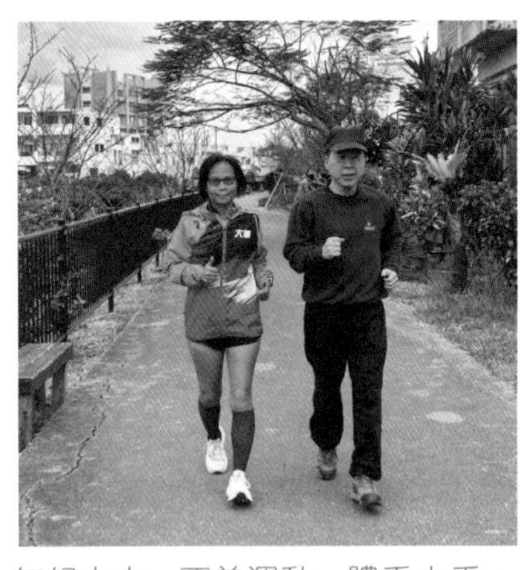

年紀太大、不曾運動、體重太重、害怕跑步傷膝蓋的人，都可以從超慢跑練習開始，重點不在跑速，而在是否維持有氧跑步心跳。我與北醫大學同學達能K醫師（右）對此深有同感。

我完成 12 小時超馬紀錄的時速只比 6 公里多一些。樂齡人士如果已經有運動基礎，可以直接進入慢跑訓練；如果是年紀太大、不曾運動、體重太重、害怕跑步傷膝蓋的人，都可以從超慢跑練習開始，但不用執著在慢速，重點在維持有氧跑步心跳。當體能漸漸增加，有氧跑步的速度自然提高，能持續的時間也變長，這代表你更健康了，恭喜！

Q13 跑步能改善老年人的認知健康嗎？

A **跑步可以有效改善老年人的認知健康。**2018 年發表於《Frontiers in Psychology》的學術綜述報告〈體能鍛鍊對認知功能和健康的影響：生物和心理益處〉，引用了許多學者的研究。綜述定義，體能鍛鍊（physical exercise）包括有氧和無氧活動，其特點是精確的頻率、持續時間和強度，不是一般的體能活動（physical activity）。

跑步可以是有氧及無氧活動，端看跑步的速度及自身的體能，是非常好的體能鍛鍊方式。在體能鍛鍊的生物效應中，與「神經可塑性」相關的效應非常重要。老年動物和神經退化性疾病動物模型中。

體能鍛鍊是對抗生理和病理衰老的有效神經保護因素。體能鍛鍊後的神經可塑性也在人類得到證實，例如額葉和海馬區灰質體積增加和灰質損傷減少。

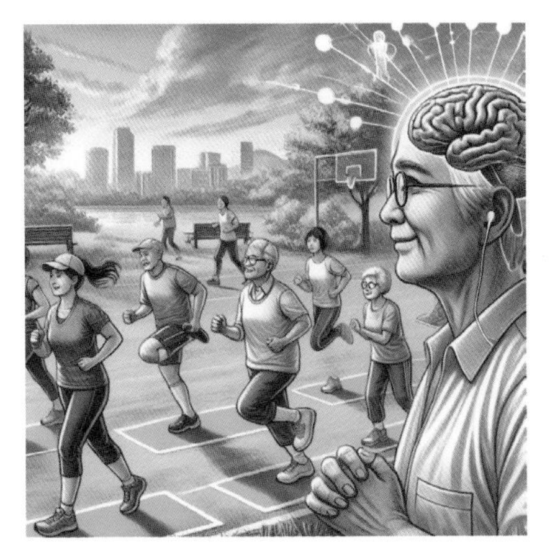

體能鍛鍊可以有效改善老年人的認知健康，降低罹患失智症的風險，改善生活品質。

體能鍛鍊會促進週邊 BDNF 等神經營養因子的釋放，增加血流量，改善腦血管健康。這些影響反映在認知功能上，體能鍛鍊可增強年輕人和老年人的認知功能，提高記憶能力、注意力和執行力。體能鍛鍊可以預防與老化相關的認知能力下降，降低罹患失智症的風險，並改善生活品質。

Q14 跑步能幫助樂齡人士保持健康體重嗎？

A **跑步可以幫助成年人保持健康體重**。一般來說，Zone 1 和 Zone 2（Garmin 運動手錶會自動計算，通常 Zone 1 定義為減脂區，Zone 2 定義為有氧區；如果簡單計算，最大心率的 70% 左右是有氧區）的運動對減脂是有幫助的，但需要考量到營養攝取和是否持續運動。

每週至少**有氧跑步3～5次，每次40分鐘以上，持續幾個月，才能看到減脂效果**。跑步時間最少需要 40 分鐘，因為至少要超過 20 分鐘才能達到讓身體糖原耗盡，然後才會開始分解脂肪。所以跑得越久，會消耗越多脂肪，從而達到理想減肥效果。

要注意，快跑減重效果差，因為快跑會讓身體氧分供應不足，沒辦法讓脂肪作為能量供應而被消耗掉，無法達到瘦身效果。**有氧運動，包括在有氧區的慢跑，才能有效燃脂**。我開始跑步時，擔心小腿長肌肉變成蘿蔔腿，結果因跑步減脂，腿部曲線比以前好看了。如果跑步後大量進食，就無法控制體重。有許多 100 公斤以上跑者，配合 168 飲食（進食時間只有 8 小時，其餘 16 小時只喝水或無糖飲料，通常只吃 2 餐）會有顯著成果。網路上可以找到許多例子，例如：171 公分的洪朝明醫師在 53 歲開始跑步時是 90 公斤，跑了 3 年後，56 歲時是標準的 74 公斤（BMI 為 25.9）。

3 關於樂齡跑步的計畫

Q15 樂齡跑者應該吃什麼來為跑步提供能量？

A 即使年齡增加，人體運動時的生化反應也不變，在有氧運動區，都需要補充碳水化合物作為燃料。**運動前可以簡單使用運動能量補充包，也可以吃香蕉、地瓜等含糖較高的原形食物。**我在跑步前通常只補充足夠的水分，大約 500 毫升，有時會喝黑麥汁或運動飲料或果汁（如番茄汁、蘋果汁）。

如果是為了減重而有氧跑步，基本上，跑 30 ～ 60 分鐘是不需要特別補充能量的。有些健身老師建議在運動前 2 小時或運動後 30 分鐘補充乳清蛋白，以增加肌肉量，實際上是為了長出碩大肌肉而設計。

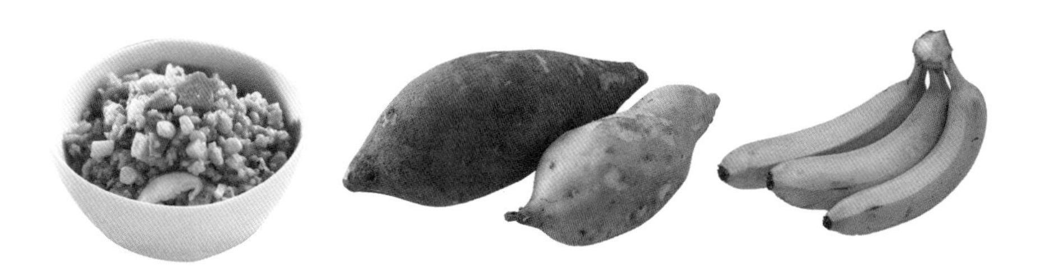

為了預防高齡肌少症，只要運動時補充所需的碳水化合物即可（澱粉類）。

為了預防高齡肌少症而運動，只要補充運動時所需的碳水化合物即可（澱粉類），至於蛋白質就是平常營養建議每公斤 1～1.2 克。運動超過 1 小時或劇烈運動 30 分鐘，才需要每 30 分鐘補充能量，如吃香蕉或能量包。

Q16 樂齡人士如何隨年齡增長調整跑步習慣？

A 在年輕時就是傑出運動員的人，應該調整競速的心態，改為有氧運動較為適宜。對於成績退步，不要得失心太重。不要認為成績退步，再練習也沒有成效而放棄規律運動，很多運動家到了中高齡時發胖，就是沒有保持運動習慣。

如果是剛要開始練習的樂齡跑者，事實上有很大的進步空間，比如可以跑得更久或跑得更快，在有氧區仍能跑得輕鬆自在。除非有心肺功能變差（如心臟病、慢性肺病）、關節受傷、肌肉拉傷等情況，否則不需要調整有氧運動時間，一般建議是每週 3～5 次，每次 30～60 分鐘。

高齡者何時無法再跑步，個別差異很大，全世界的高齡運動紀錄一直在重寫，80 歲還能跑完馬拉松賽事的大有人在。**要學會傾聽自己身體的聲音，心率是簡單的指標。注意自己的關節、肌肉、肌腱是否有過度的疼痛，或是呼吸困難及胸痛，重點是不要太勉強。**

Q17 樂齡人士如何監測跑步進展？

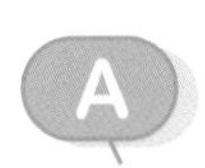

以下介紹 2 種監測跑步進展的方式。

自我簡單測量方式

以下狀況都代表進步了：

- **可以跑更久**：比如起初只能持續跑 10 分鐘，慢慢可以跑 15 分鐘、20 分鐘、甚至 1 小時以上。
- **可以跑更快**：即同樣時間可以跑更長距離，比如原本 15 分鐘可以跑操場 5 圈，慢慢增加到 6 圈、7 圈。
- **比較不累**：跑同樣速度、同樣運動時間，變得比較不累、比較不喘，運動時心率不會飆太高，比如本來跑完後心跳是每分鐘 150 下，現在只有每分鐘 140 下。
- **靜止心率變慢**：靜止時的平常心率變得比較慢，比如早上起床的心率原本是每分鐘 90 下，運動 3 個月之後，變成每分鐘 85 下。
- **恢復正常心率時間**：本來運動完 10 分鐘後，心跳才回到平常的每分鐘 90 下，慢慢地變成 7 分鐘就可恢復平常心跳。

運動手錶方式

有 VO2 max 數值可參考，數值增加為進步，且有同齡百分位可比較。比起以上自我測量方式，運動手錶可提供比較客觀的數字。

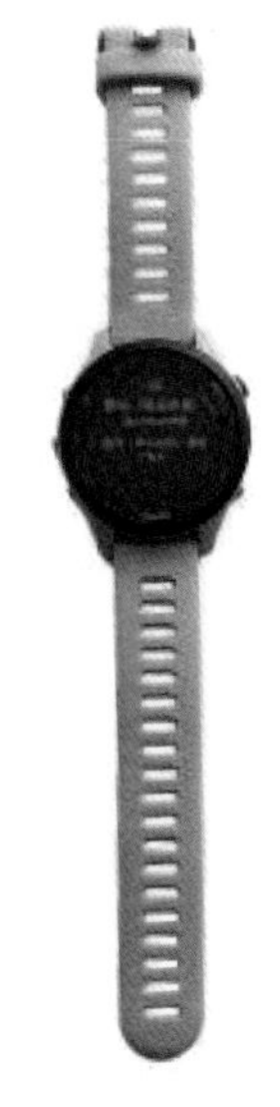

在監測自己跑步進展方面，運動手錶可提供比較客觀的數值。

Q18 樂齡人士如何保持跑步動力？

A 每個人做任何事都有動機，如果能得到快樂滿足，就可以持續下去。樂齡人士從事跑步也一樣，**相信跑步能讓自己得到健康快樂是第一步。去除對跑步的恐懼也很重要**，有人怕曬、怕流汗，可以找室內健身房，使用跑步機，運動完可以馬上沖澡；喜歡戶外活動的人，要找安全處所規律運動，如附近的學校或公園；需要同伴才有動力的人，可考慮加入跑步社團或臉書群組。我覺得使用運動手錶很棒，像我的手錶有教練，會建議進行何種分量的訓練，還會打分數，讓我很開心。如果不想使用運動手錶，也可以建立鼓勵讚賞自己的機制，比如現在可以用 40 分鐘跑操場 10 圈，下個月能少花 1 分鐘或多跑 1 圈都是進步；就算是成績退步，只要堅持繼續，也算是成功。如果本來體重過重，經由跑步而擁有輕盈的身材，每天照鏡子可以自我欣賞，就能保持跑步動力了！

Q19 樂齡人士應該每天跑步嗎？

A **每週跑 3 次就很棒了，不必要求自己天天跑，但如果天天跑很開心，那也無妨。**我就是喜歡天天跑的人，只有遇到空氣品質不好的時候，才在家裡做核心運動及力量訓練。下大雨或天氣太冷太熱時，不適合出外跑步，就在家裡做伸展運動也很好。其實在家裡超慢跑不太有場地限制，繞小圈圈即可達到有氧訓練的目標。如果達不到每週跑 3 次的目標，每週跑 1 次也值得獎勵，但只有假日跑的人，要注意暖身及伸展運動，以免因突然運動而造成運動傷害。身體狀況不好時，如感冒發燒，應該多喝水，好好休息才是。

Q20 力量訓練對樂齡跑者是否必要？

A **力量訓練及平衡運動對樂齡跑者都有必要。**跑步屬於負重運動（如行走、慢跑、跑步、爬樓梯、跳繩、滑雪等都算），主要會影響腿部、髖關節和下脊柱的骨骼及肌肉。隨著年齡增加，平衡運動（如太極）可減少跌倒的風險。

力量訓練包括使用自由重量、阻力帶或自身體重，可強健肌肉、肌腱和骨骼。力量訓練尤其有助於鍛鍊背部肌肉等核心肌群。

儘管跑步等有氧運動有益於整體健康，但不應只做這項運動，加強力量、柔軟度和平衡同樣重要。樂齡跑者要避免跌倒，可加強平衡訓練，如單腳站立或太極等簡單的運動，來提高穩定性和平衡感。

我特別推薦以自身體重為主的力量訓練，尤其是加強核心肌群的訓練，可預防下背痛及增加跑步時軀幹的穩定，如棒式、側棒式、死蟲式、鳥狗式等。核心肌群是統稱位於人體軀幹中央負責保護脊椎的肌肉群，是位在橫膈膜以下，環繞著腰、腹、軀幹中心到到骨盆底之間的一段肌群構造，由深層與淺層不同部位的肌肉組成，如腹肌、背肌、臀肌、大腿肌等。

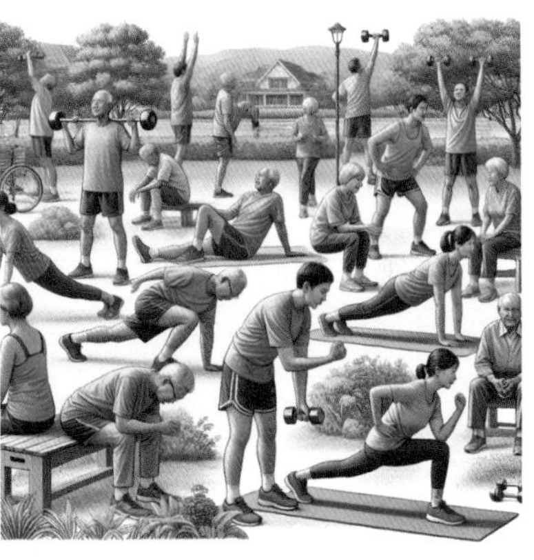

跑步等有氧運動有益於樂齡人士整體健康，但不應只做這項運動，加強力量、柔軟度和平衡同樣重要。其中力量訓練尤其有助於鍛鍊背部肌肉等核心肌群。

PART 5

蔬食與運動的完美結合

從開始的半信半疑到逐漸接受蔬食，不僅改善了健康，也符合佛教不殺生的理念。隨著蔬食的深入，還發現蔬菜中的抗氧化成分對健康有益，同時植物性蛋白質更純淨無害。

此外，我要談談蔬食對運動表現的幫助，例如改善耐力、減少身體負擔。還分享了自己的健康飲食方式，包括均衡的全植物蔬食和針對跑步需求設計的餐單。同時，強調良好油脂如橄欖油和沙棘油的攝取，對於運動後的恢復尤為重要。

透過實踐蔬食與運動互相結合的結果，令人深刻體會到健康飲食不僅能提升體能，還能滋養心靈，幫助我們以慈悲之心看待世界。

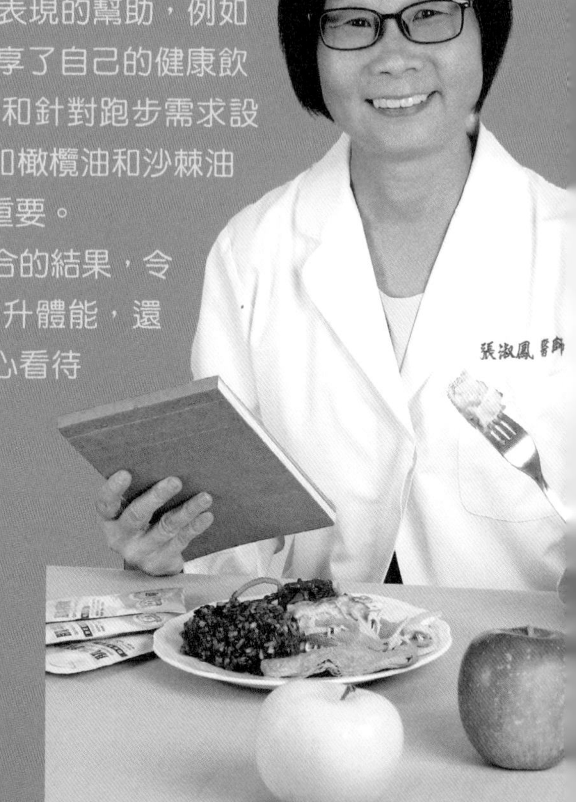

1. 我的蔬食之路——從健康到信仰

2. 蔬食不會喪失體能，更能救命！

| 蔬食者須補充好的油脂

| 素食真的可以改善耐力嗎？

3. 營養攝取與運動表現

| 我的平常日飲食菜單

| 我的賽前飲食菜單

4. 針對不同運動需求的蔬食菜單

| 一般蔬食餐單

| 針對運動強度的蔬食建議

| 額外的飲食建議——補充良好油品

5. 蔬食生活對心靈的滋養

1 我的蔬食之路——從健康到信仰

「看哪，我將遍地上一切結種子的蔬菜和一切樹上所結有核的果子全賜給你們作食物。」

——《聖經》第 1 章 29 節（創世記）

蔬食健康嗎？會不會營養不良？沒吃肉會沒力氣，很容易餓吧？選擇食物，是一種習慣，或是方便。有人胎裡素，如一貫道家庭，也有某些基督教派（基督復臨安息日會）完全素食；有人從出生就無法吃肉，見肉就嘔吐；有些人是一種堅持，為了理念與理想。

還沒開始蔬食以前，我覺得吃素的人很搞怪很麻煩，因為辦活動或開會需要訂餐時，還要先調查飲食習慣而分別訂餐，讓承辦人多了一件工作。念北醫時第一次參加全素食的慧海社社團活動，我覺得那次的水餃是我吃過最難吃的。像我這樣討厭素食的人，怎麼會開始吃素呢？

不是為了健康，不是基於宗教信仰，我也不是有崇高理念的環保人士或愛護動物者，只是因為厭煩了要吃剩下的葷食。我是傳統媳婦，常被婆婆要求把大家吃剩的肉吃完，免得浪費。也許她是愛護我，希望我多補充蛋白質，但我常已經吃得很飽了，不想吃這些剩肉又不能拒絕，實在是不想吃過多剩肉而變胖。有一天，機會來了！

2000 年，我擔任榮譽法醫。因為在屏東縣服務的專任法醫只有 1 位，平常日已經非常忙碌，假日遇到需要司法相驗的亡者時，地檢署得徵召臨床醫師來協助。假日值班的檢察官都是正職，榮譽法醫則是義務職，所以平常大家都很畏懼的檢察官，對我們這些榮譽法醫則相當友善。

值班半年多，每個時段報相驗件數多為 1 ～ 3 件。某天，我剛相驗完沒多久，電話陸續進來，竟然多達 8 個，我和檢察官忙翻了，只能盡力完成人民的需求。中午該用餐了，檢察官提議吃素，說是看到這麼多大體，吃不下肉了。我欣然同意。他還跟我提到，專任的尹法醫在辦案當日會吃素，也遇過超自然現象，辦案前一天，案主曾託夢協助辦案。

那天忙完回家，我就跟家人宣布「我從今天開始吃素」。媽媽雖然訝異，但因為很疼我，馬上說：「好，妳要吃素，我幫妳煮清淨的素食。」當時我跟婆婆住，媽媽也跟我們一起住，並負責準備一家人的食物。

從醫學的角度，很多證據顯示蔬果對人體健康很重要，但每個人都有慣性，習慣雜食，葷素都吃，覺得吃素很麻煩，不容易找到適合的餐廳或食材。我決定吃素後，因為有媽媽的協助，倒也輕鬆。家裡有人吃素，有人吃葷，都擺在同一桌，媽媽決定跟我一起吃素，準備起來比較方便，後來爸爸也跟進。婆婆、先生和3個小孩一樣葷食，桌上常有豬排、牛排之類，大家相安無事。

2002 年，我開始認真學佛，先生比我早半年學習，每週在福智團體上1次2小時的廣論研討班。佛教沒有硬性規定要吃素，但吃素比較符合不殺生的教義。我勸一起學佛的先生吃素，但從小喜歡大塊吃肉的他似乎無肉不歡。婆婆過去長年住在美國，美國人習慣吃豬排、牛排，她認為小孩成長，一定需要肉食補充蛋白質才會長高，自然沒辦法一起吃素。

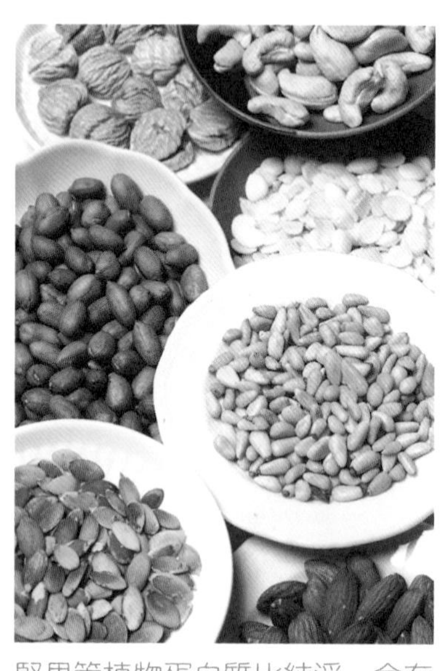
堅果等植物蛋白質比純淨，含有很多肉食缺乏的抗氧化成分，並且不會有抗生素及瘦肉精等危害人體的成分，。

無肉會不健康嗎？蔬食含有很多肉食缺乏的抗氧化成分，對人體是比較健康的。植物蛋白質比動物蛋白質純淨，不會有抗生素及瘦肉精等危害人體的成分。總之，無肉的蔬食對健康有正面效果。

談一下飲食與佛教修行。我就讀南華大學宗教研究所，2019年完成的論文題目是「佛教的醫藥觀與養生觀的研究——以日常法師《菩提道次第廣論》開示為中心」，以下引用其中有關飲食部分的論述：

飲食知量者，謂具四法。非太減少，若太減少饑虛羸劣，無勢修善，故所食量，應令未到次日食時無饑損惱。非太多食，若食太多，令身沉重，如負重擔，息難出入，增長昏睡，無所堪任，故於斷惑全無勢力。相宜而食消化而食者，依飲食起，諸舊苦受，悉當斷除，諸新苦受，皆不生長。非染污心中量食者，謂不起眾罪安樂而住。又於飲食愛著對治者，謂依修習飲食過患。過患有三：由受用因所生過患者，謂應思惟任何精妙色香味食，為齒所嚼，為涎所濕，猶如嘔吐。由食消化所生過患者，謂思所食至中夜分，或後夜分，消化之後，生血肉等，諸餘一類變成大小便穢不淨，住身下分。此復日日應須除遣，及由依食生多疾病。(P49)

此段是在道前基礎修習軌理，有四種法，稱為引發奢摩他與毘缽奢那的四種資糧，其中之一為飲食知量方面，這個部分又分為四個條件：一、不可以太少；二、不可以太多；三、要吃相宜而且容易消化的；四、用非染污心去吃東西而分量又剛好中量。

說明如下：第一種是**吃太少**，多少需要個人自己去衡量，如果太少，會感到饑餓無力，無法修行，如果吃的量能讓體力足以維持到第二天就可以。第二種是**吃太多**，身體會覺得很重，好像擔了很重的擔子一樣，修行時想得三摩地，需要數息及觀想，吃太多時出入息很難調平，觀想時容易昏睡，這樣我們想要修行而

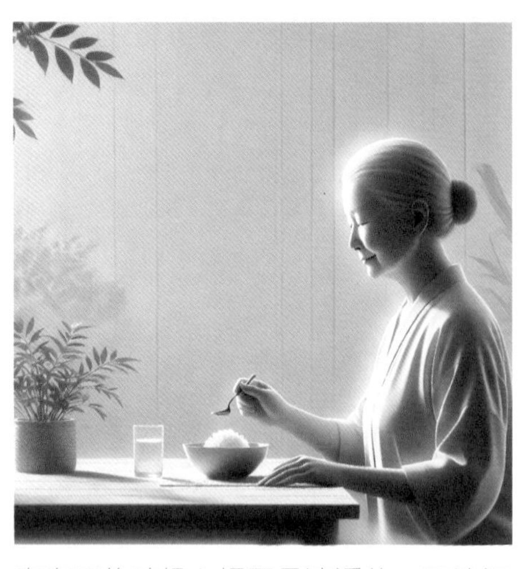
吃東西的時候心裡要是清淨的、不染污的。

斷除煩惱是沒有力量的。第三種是**吃的東西要合適、要能夠消化**，否則吃的東西會增長身體感受的不舒服，乃至於生病。第四種是**吃的時候心裡要是清淨的、不染污的**。一般出家或在家修行人，在齋堂進食前會觀想「佛制比丘食存五觀」，其中有一句「為辦道業方受此食」，而不是因為好吃想多吃一點、不好吃心裡就排斥，這個就是有染污心而對食量有所增減，這裡強調的是不以好惡決定要吃多少食物，不要因為求飲食而造罪。

此外，如何對治對飲食的貪著呢？這時要修習飲食的過患。師父說：「通常我們放掉了世間，進入佛門當中來，這個對於飲食的愛著是不太容易放掉的，原因呢？因為我們不能不飲食！平常的時候不一定，大家忙讀書也好、做其他的事情也好，一對那個境，心自然緣著這個境走，然後別的世間的東西可以不對境，我們關在山裡面、關在寺院裡面，可是飲食不能不對境，面對飲食，無始的習氣，外、內境俱足，那個貪愛心會生起來，所以這地方就告訴我們，怎麼樣對治對飲食的愛著，去對治它，那麼這地方是要思惟飲食的過患，是它有種種的過失。」

這個過患分為三類：第一個是「由受用的原因」所生的過患。去思維任何精緻色香味俱全的食物，經過我們嘴巴嚼爛混以口水之後，就像吐出來的東西一樣，覺得噁心；第二由消化所生的過患，東西吃下去消化了，能夠轉化成功我們身體的血跟肉，剩下來的變成大便，天天都需要排除；第三是飲食還會產生許多疾病。

《親友書》亦云：「應知飲食如醫藥，無貪瞋癡而近習，非為憍故非慢故，非壯唯為住其身。」（P50）

此段是在道前基礎修習軌理，引用《親友書》的說法，我們應該知道飲食就像醫藥一樣，不是來增長我們的貪瞋癡。佛經上說身體有一種病飢餓病，為了治這個病而受用飲食。不要因為我的飲食好而憍，對別人起慢心，也不是希望吃了以後變得強壯這些理由，只希望藉由食物，我能夠活著，可以修行。

總之，修行重點在於對治對飲食的貪著，不應該貪著吃好吃的，而不是食物的內容。吃東西只是為了存活，得以修行。釋迦牟尼在創建佛教初期，主張修行人要過簡樸的生活，出家人的吃穿只能依靠沿門托缽乞求，只能靠別人的施捨來維持生活。施主施捨什麼，出家人就吃什麼，施主若施捨肉食，出家人就吃肉。

然而尊重生命、不傷害眾生是佛教的根本教義，佛陀認為不殺戒不僅要避免殺生，更要避免用殘忍暴力的手段傷害眾生。即使是踢狗、拉扯貓的尾巴、鞭笞馬匹也是違反不殺戒的行為。不僅不應殺生、鼓勵其他人殺生或讚揚殺生都不可以。所謂「自作教他，見作隨喜都不可以」。就大乘佛教來說，修習慈悲心，是要把眾生當作獨一愛子或是自己的母親看待，想到殺死動物時，如豬牛雞鴨等，會導致牠們非常的痛苦及驚慌。如想幫忙牠們遠離痛苦，應該從戒除吃肉開始。雖說動物不是為了我而殺，則可以食用，但在今日分工精細的工商業社會，幾乎所有的經濟活動都是為了消費者的需求而做，尤其是肉品市場。不論是遠洋漁業、養殖漁業或畜牧業，無不是為了滿足消費者，所謂「不為我殺」幾乎是不可能，唯有透過減少肉品的攝取，才能減少殺業。

然而對於非佛教徒來說，很多人認為動物生來就是讓人類食用的，人類不食動物蛋白，無法獲得充分營養。這時，就要透過環保、健康及慈悲，來宣揚減少肉食。動物被宰殺時，會驚恐、害怕、生氣，會釋放許多荷爾蒙，對人體健康有害。大型魚類是食物鏈的頂端，有可能聚積許多對人體有害的重金屬、化學物質，在飼養時也可能累積抗生素、環境荷爾蒙等。生產肉類從飼養動物和獲取資源的過程，都會造成大量的溫室氣體排放，而加劇溫室效應，像動物排放的甲烷氣會加劇氣候變暖，動物產品占食物生產過程中二氧化碳排放總量的 58%。如飼養牛、羊等牲畜會消耗更多的土地和資源，有時還要砍伐森林以擴大牧場，這些都會進一步導致全球暖化。所以從各方面考量，全植物蔬食是最健康也最環保的飲食方式。

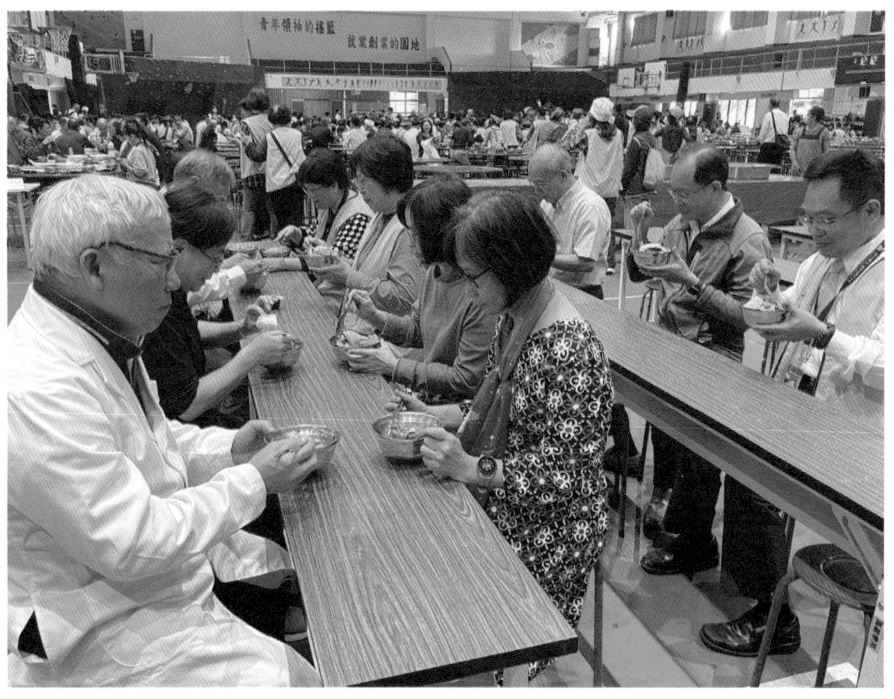

2025 年福智文教基金會在大仁科大舉辦教師營，集體用餐情景（我是藍衣者，蘇醫師是白衣者）。素食不僅有益於健康，也可保護環境，長養慈悲心。

2 蔬食不會喪失體能，更能救命！

「身體有致癌物不一定會發作，但若每日攝取 15 ～ 16% 的動物性蛋白質，就可能啟動癌症。」

——《救命飲食：越營養，越危險！》，坎貝爾博士

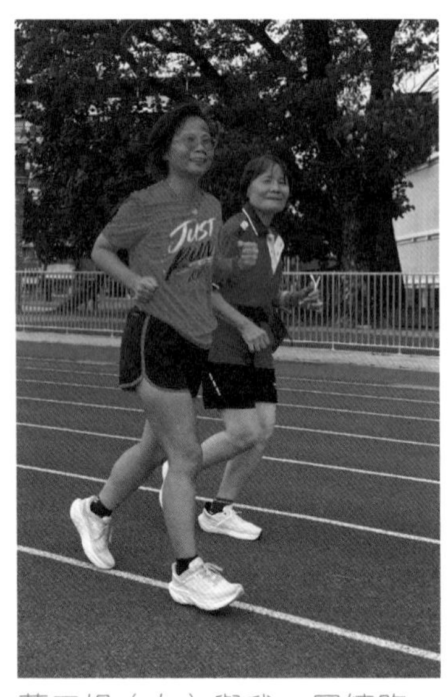

蘇四姐（右）與我一同練跑，她吃素多年，我吃素的時間也長達 24 年，但我仍然可以跑超級馬拉松。

在門診，我常會聽到子女責怪長輩不吃肉，營養不好，體力差。我常笑著回答：「我吃素已經 24 年了，還可以跑超級馬拉松。」攝取蔬食要有足夠知識，就能攝取到足夠的營養，又不會有肉食的壞處。我常跟推廣蔬食者勸說，一定要好好維持好體力、好腦力，才能說服他人蔬食真的是健康飲食。

到底人類是肉食性、雜食性還是草食性？從各種文獻主張，會看到許多蔬食提倡者從人類演化上（如接近

人類的猿猴大部分是草食性）及解剖學上（如牙齒及腸道長度）證明人類其實是草食性動物，不需要吃肉，甚至提出吃肉對人體有害。問題是：肉食喜好者相信這些說法嗎？是草食性動物又如何？我就是無肉不歡。

戒酒難，戒菸難，戒檳榔難（這不都是素食嗎？肉食者如是說），戒肉食一樣難。因為大家都是想要得到快樂。為何要戒肉食？菸、酒、檳榔會大大增加癌症的風險，菸酒是心血管疾病的危險因子。同樣地，科學證據顯示，肉食一樣會增加各種癌症及慢性疾病的風險。所以跟提倡戒菸、戒酒、戒檳榔一樣，為了大眾健康，我需要提出戒肉食的建議。

提倡全植物蔬食最有益健康且具有數據說服力的是T．柯林．坎貝爾（T. Colin Campbell）營養學博士。他在《救命飲食》（The China Study）一書中，以每個人都能了解的方式，援引許多專業的健康論述，宣揚全植物疏食是最健康的飲食，還揭露了相關企業如何與學術界及醫療體制呼應合作，隱瞞真正健康資訊的黑幕！這種黑幕在過去即呈現在菸草會致癌的議題上，可以明顯看到菸草商與政府的利益問題，延後真相的呈現；同樣地，畜牧業為了利益，大力宣揚肉蛋奶是最佳蛋白質，有益健康，其實不然。

嚴格來說，這本書是一份嚴謹的營養與健康的流行病學報告。我本身在台大醫院公共衛生研究所受過流行病學訓練，了解這份研究是非常難得的國際合作論文。當時的時空背景可以收到體質類似但飲食習慣不同的研究對象（生活在中國不同地理區域的華人），現在要做類似研究是困難重重。作者語重心長的報告，其見解顛覆全球、影響每個人，甚至許多企業、醫療體制、學術界、媒體。作者告訴我們很多人都不知道的事實——吃對食物，90% 的致命重症都是可以預防的！

以下將該書中我相當認同的部分統整如下，給大家參考：

健康的飲食與生活方式在現代醫學中的重要性愈來愈受到關注，特別是在預防和改善慢性病方面。多項科學研究指出，過量攝取動物性蛋白質可能會增加健康風險，尤其是在每日攝取量超過 15 ～ 16% 的情況下，可能會促進一些疾病的發展，例如癌症和心血管疾病。

相較之下，高纖低脂的全食物蔬食飲食在降低慢性病發生率和改善健康方面展現了極大的潛力。例如，在一項為期 8 週的高纖低脂飲食實驗中，21 位糖尿病患者在改變飲食後顯著改善了健康狀況，不再需要依賴藥物治療。全食物蔬食飲食強調完整攝取植物性食物，包括蔬菜、水果、全穀類和堅果等，而不是過度加工的食品。這種飲食方式富含抗氧化物、複合碳水化合物及維生素，這些營養成分不僅能降低發炎反應，還能促進免疫系統功能。

科學家發現，植物性飲食能顯著降低心臟病、癌症、糖尿病和腎臟病的風險。同時，這種飲食方式也能增加骨密度，幫助預防老年人常見的骨質疏鬆症。

此外，研究還表明，飲食與環境荷爾蒙的暴露也密切相關。肉類製品中可能含有較高濃度的環境荷爾蒙，這些化學物質長期攝取會對內分泌系統造成負面影響，並增加罹患慢性病的風險。

而植物性飲食在這方面具有明顯的優勢，有助於減少環境荷爾蒙的暴露，同時避免因過度加工食品引發的健康問題。

同時，健康飲食並非唯一的關鍵，運動與心理調適也是不可或缺的元素。多項研究顯示，規律的運動能顯著提升身心健康，尤其是有氧運動對於緩解壓力和焦慮有立竿見影的效果。例如，每週一次的高強度運動有助於減少焦慮感，而每天散步 30 分鐘則能有效改善情緒，降低憂鬱症的風險。同時，適量運動還能提升專注力、創造力以及記憶力，對於職場人士和學生群體尤為重要。

整體而言，全食物蔬食飲食與運動的結合，提供了一種強大的健康策略，不僅能改善身體機能，還能帶來心靈上的平靜與滿足。這種生活方式的核心不在於對疾病的單一治療，而是全方位地提升個體的健康水準，減少對藥物和醫療的依賴。隨著愈來愈多的研究支持，這種整體健康的概念將成為未來醫學和營養學的重要發展方向。」

2018 年，國健署出版了《每日飲食指南手冊》，當時的署長王英偉在序言提到：

世界衛生組織指出，不健康飲食、缺乏運動、不當飲酒及吸菸是非傳染病的四大危險因子，聯合國大會亦於 2016 年 3 月宣布 2016 至 2025 年為營養行動 10 年，說明了健康飲食備受國際重視。為強化民眾健康飲食觀念、養成良好的健康生活型態、均衡攝取各類有益健康的食物，進而降低肥胖盛行率及慢性疾病，國健署進行每日飲食指南、國民飲食指標編修，並發展各生命期之營養單張及手冊，生命期營養系列手冊共分成 10 個生命歷程，詳細說明每個階段由於不同的生理特性產生的營養與飲食的差異性，以利營養師及衛生教育人員在每一個不同階段都能有對民眾提供最適宜的營養建議。

目前政府的飲食指南強調，要攝取營養素密度高的原形食物，以提高微量營養素與有益健康的植化素攝取量。素食不是健康飲食的錯誤認知，可能來自於素食者攝取營養的方式不正確，例如：薯條、珍珠奶茶、蛋糕、糖果都是素食，但不是健康的全植物蔬食。

這本指南也強調植物性食物蛋白，將過去蛋白質食物類別順序「肉蛋奶類」改為「豆魚蛋肉類」，也就是強調植物性蛋白質優先於動物性蛋白質，豆漿的營養不會比牛奶差，也不用擔心牛奶有的抗生素、荷爾蒙、重金屬汙染等問題。指南鼓勵國人多攝取堅果以取代精製油脂，書中的食材代換建議如下：

油脂與堅果種子類 1 份（重量為可食重量）

= 芥花油、沙拉油等各種烹調用油 1 茶匙（5 公克）

= 杏仁果、核桃仁（7 公克）或開心果、南瓜子、葵花子、黑（白）芝麻、腰果（10 公克）或各式花生仁（13 公克）或瓜子（15 公克）

= 沙拉醬 2 茶匙（10 公克）或蛋黃醬 1 茶匙（8 公克）

蔬食者須補充好的油脂

可從堅果中獲取，或是使用油壓。我自己對油脂品質要求比較高，不會使用沙拉油，畢竟國健署是針對一般民眾的建議。如果經濟上許可，我建議油品選用可直接服用的沙棘油、橄欖油、亞麻仁油等。如果要烹食，低溫可使用橄欖油，較高溫可使用苦茶油。我平常煮菜很少用炸的、炒的，多半簡單水煮，再用酪梨油、橄欖油調味。

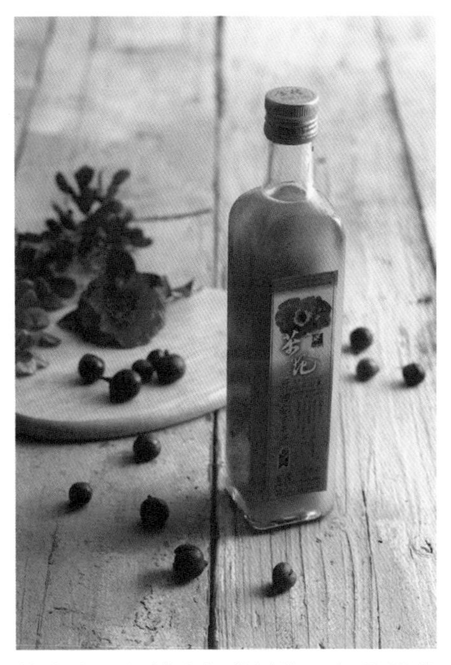

蔬食者必須補充好的油脂，如果要烹食，建議低溫可使用橄欖油，較高溫可使用苦茶油。

就蔬食者的體能來說，更不用擔心。有一本名為《茹素運動員》（The Plant-Based Athlete: A Game-Changing Approach to Peak Performance）。雖然有些人批評內容不完全真實，有些選手其實也吃肉，但參考許多研究報告可得到以下結論：與肉食者相比，素食者和純素食者的耐力和身體機能可能有改善。素食者和純素食者往往比非素食者有較低的身體質量指數（BMI）和較低的體脂比，而較輕的體重具有耐力優勢。素食飲食有較高的複合碳水化合物，可改善運動過程中肝醣的儲存和利用，增強肌耐力。

素食真的可以改善耐力嗎？

一位世界知名的台灣超馬跑者現身說法。超馬老爹羅維銘已連續 4 年（2021 ～ 2024）完成在紐約舉行的 3100 英里（將近 5000 公里）超越自我 3100 英里超馬挑戰賽（Sri Chinmoy Self-Transcendence 3100 Mile Race），這是世界上最長距離超馬，而且他是最高齡（60 歲）完賽者。這項賽事只提供素食，為了能順利完賽，他於 2019 年開始嘗試吃素，並透過實際訓練跟賽事驗證，吃素過後運動表現比 5 年前更好，所以極力推廣蔬食和平跑，大家可參考以下影片。

在健康方面，我再引用一篇國內的綜論：《臺灣素食者之疾病風險》（發表於 Nutr Sci J, 2023, Vol. 47, No. 1, pp.25 ～ 35），其結論如下：

健康均衡的素食飲食不僅可響應環保、減少浪費及維護動物生命權益，亦可有效降低糖尿病、高血壓、腦中風、非酒精性脂肪肝、膽結石、痛風、泌尿道感染、白內障等許多慢性疾病的發生。藉此可達到促進國人健康的目的，進而降低臺灣整體醫療健

超馬老爹羅維銘　推廣蔬食和平跑

請掃描 QR code 觀看影片。

保支出，對個體的健康、社會及國家的發展皆將帶來極大效益。有部分素食者可能有維生素 B12 缺乏之問題須加強衛教。

慈濟健康研究針對參與的 877 名葷食者及 406 名素食者的血清檢驗發現，有 26% 的素食者和 1% 葷食者有維生素 B12 不足的現象（血清 vitamin B12 < 200 pg/mL），顯示臺灣不少素食者仍有維生素 B12 不足的問題，需加強衛教。

因為維生素 B12 不足常見於 10 年以上的蔬食者，而維生素 B12 不足也容易造成貧血及失智，所以茹素多年者應監測自己血中的維生素 B12 濃度，因為維生素 B12 不足的症狀不明顯，影響智能造成失智時也不一定有貧血，所以一般的健康檢查不一定能測到，若已經造成腦部功能受損再補充維生素 B12，智力不一定能改善。若不願意抽血檢驗，也可以常規補充維生素 B12 製劑。

不管理論與爭議，至少我自己實行蔬食 24 年，體力沒有變差，沒有缺鈣，也沒有貧血，目前是全職的院長及主治醫師，不只負責門診及住院醫療業務，也負責居家醫療及院長的行政業務，每月維持月跑量 200 公里。

3 營養攝取與運動表現

「耶穌卻回答說：經上記著說：人活著，不是單靠食物，乃是靠神口裡所出的一切話。」

——《馬太福音》4:4

在醫院有許多需要體力的工作者，如照顧服務員，我建議他們多吃蔬食，少吃肉食時，得到的答覆通常是：我需要體力工作，吃肉才有力氣，吃菜肚子容易餓，會餓到發昏，無法工作，不行、不行。

(1) 蔬食真的容易餓，會影響體力嗎？

肉類因為比較不容易消化，留在腸胃道時間較長，容易有飽足感。葷食者改吃素食時，確實容易飢餓。如果選擇高纖的五穀雜糧，如糙米飯、五穀飯、地瓜、南瓜等，因纖維含量較高的食物會延長消化時間，就可以增加飽足感，同時也可獲得更豐富的營養素，這符合國民健康飲食建議。

(2) 素食如何攝取到好的油脂？

使用優良的油脂來源很重要，素食餐廳用油過量是常見的問題。蔬菜因沒有肉類的香味，加上有些宗教素食連辛香料都不能使用，廚師通常會增加用油量來彌補香氣不足。如果使用的油品不健康，反而有血脂肪過高的問題。建議可以直接喝橄欖油、亞麻仁油或沙棘油等，堅果、酪梨也算脂肪類，可增加飽食感。

(3) 素食者如何攝取到好的營養素？

有些素食者會攝取過量的澱粉、醣類，如精緻糕餅，這些所含的營養素不足，最好選擇全穀類及根莖雜糧，才是良好的醣類來源。健康的蔬食應多攝取蔬菜水果，並選擇優質豆類來源，例如：原豆（毛豆、黃豆、黑豆）、無糖豆漿、豆腐、豆包、豆皮、豆干等。不要食用有過度加工的豆製品如三角油豆腐、炸豆包、素魚、素火腿等，才能真正吃到高比例的優質蛋白質。

我的平常日飲食菜單

我平常的飲食很簡單，常常執行 168 飲食（每天可以進食的時間是 8 小時，其他 16 小時只能補充水分），進食時間是中午 12 點的中餐及晚上 6 點～ 7 點的晚餐。

(1) 我的早餐

早上只喝開水、茶或很淡的咖啡，我就可以完成 30 分鐘的中低強度路跑，接著可以勝任一上午的工作，也不會覺得特別餓，而且精神不錯。

如果早上練跑時間較長或比較激烈，我會先吃 1 根香蕉或 1 杯營養包，偶爾喝黑麥汁（號稱液體蛋白質），跑完後會補充大量水分（通常是一半運動飲料加一半溫水）或高蛋白營養包（乳清蛋白也可以）。研究建議，在運動前 2 小時或運動後 30 分鐘內補充蛋白質有助於增加肌肉量。

(2) 我的中餐

是很簡單的蔬食便當（80 ～ 100 元），有五穀米、3 樣蔬菜、1 ～ 2 種豆類製品（如素排或豆包），再自己補充水果 1 份。

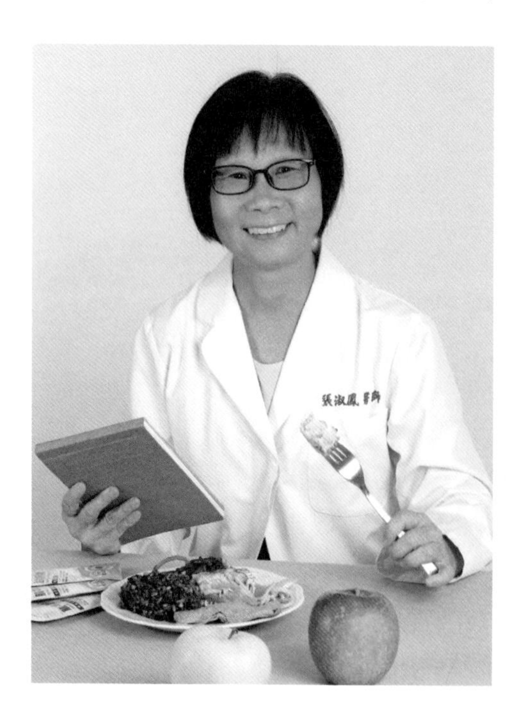

我的中餐是很簡單的蔬食便當（80 ～ 100 元），有五穀米、3 樣蔬菜、1 ～ 2 種豆類製品（如素排或豆包），再自己補充水果 1 份。

(3) 我的晚餐

晚上如果自己準備，就煮麵加蔬菜 2 樣。我常吃的蔬菜是地瓜葉、大陸 A 菜和四季豆，水煮後濾乾，加上一點酪梨油及醬油，就可以吃得很滿足。

- 蛋白質補充是豆腐或蛋，豆腐 1 盒 2 人合吃，可以配皮蛋或酪梨（含油量多，算是油脂類），常吃的蛋是白煮蛋、滷蛋或跟麵一起煮，有時我會準備玉米濃湯加蛋或牛奶。
- 飯後，我會補充堅果及大量水果，常吃的都是當季水果，如香蕉、芭樂、水蜜桃、番茄、蘋果、水梨、木瓜等，通常會吃到 2 ～ 3 份，也可以準備果泥 300 ～ 500 毫升 1 杯。
- 如果外食，義大利餐廳、火鍋店、蔬食店、鐵板燒店都可以吃到健康好吃的蔬食，但我回家後一定會再補充水果 1 ～ 2 份。
- 有時，我會準備地瓜、南瓜或玉米，用電鍋蒸熟即可，用微波爐準備地瓜也很容易。地瓜洗乾淨，不削皮，不管用蒸的、烤的、微波、氣炸鍋處理的，都易於保存及攜帶（比賽前可以吃）。

國健署於 2018 年出版了《素食飲食指標手冊》，素食者可依照個人熱量需求，再依六大類食物的建議份數攝取進食，除了同一類食物應儘量選擇多樣化外，也建議以當季、在地且未過度精製加工的新鮮食材為主要來源，並將三大營養素占總熱量的比例分別控制在以下範圍：醣類（碳水化合物）50 ～ 60%、蛋白質 10 ～ 20%、脂質 20 ～ 30%。我個人覺得官方出版值得信任。

素食飲食指標手冊

請掃描 QR code 下載手冊 PDF。

食物分類

食物類別	主要營養成分	次要營養成分
全穀・雜糧類	醣類（碳水化合物）、維生素 B_1	全穀、根莖雜糧： 蛋白質、脂肪、膳食纖維、維生素 B2、菸鹼酸、鐵、鋅 米、麵：蛋白質
乳品類	蛋白質、 維生素 B_2、鈣	維生素 A、維生素 B_{12}、磷
豆（蛋）類	蛋白質、 維生素 B_1、磷	蛋：維生素 A、維生素 B12 黃豆及其製品： 脂肪、維生素 E、葉酸、鈣、鐵
蔬菜類	膳食纖維、 維生素 C、葉酸、鉀	深色蔬菜：維生素 A、維生素 E、鈣、鐵、鎂 淺色蔬菜：鈣、鉀、鎂
水果類	醣類（碳水化合物）、維生素 C	膳食纖維、維生素 A、鉀
油脂與堅果種子類	脂肪	植物油類：維生素 E 堅果及種子類：維生素 B、鉀、鎂、磷、鐵

如果是為了減少心血管疾病，依國健署建議的運動量，或美國心臟協會對成人體育活動的建議：每週至少要做 150 分鐘的中等強度有氧運動，或每週 75 分鐘的劇烈有氧運動，抑或兩者結合，最好分散在 1 週內進行。每週加入至少 2 天中強度至高強度的肌肉強化活動（如阻力運動或舉重）。這樣的運動量不需要特別設計飲食，依一般營養建議均衡飲食，再注意蔬果 579（兒童每日攝取 5 份、女性 7 份、男性 9 份）即可。

我的賽前飲食菜單

如果是要準備馬拉松賽事、超馬或半馬以上賽事，就需要讓肌肉裡的肝醣在比賽當日達到最大，才能帶著滿滿能量參加比賽。這需要透過運動減量及高醣飲食來達成。

一般專家會建議賽前 5～7 天食物以碳水化合物為主，每餐至少吃 1 碗白飯的量（對我這種蔬食為主的人很容易達成）。賽前 2～4 天需要高醣飲食及運動減量（不超過中等強度運動 30 分鐘），每天每公斤 10 公克醣類。

簡單計算，以我 50 公斤為例，需要吃下 500 公克醣類，約等於 16 根中等大小香蕉。如果吃 3 碗白飯，等於 9 條香蕉，那麼還要額外吃 7 條香蕉。怎麼吃下這麼多香蕉？我的方法是加一點牛奶打成泥，約一大碗公的量，還很可口。不習慣吃香蕉的人，這樣吃可能會拉肚子，其實只要是醣類食物就好，換成麵食、麵包、餅乾、地瓜也可以。比賽前一天繼續高醣飲食，並停止運動。

比賽前可以選擇簡單的複合性碳水化合物，像是全麥麵包、地瓜、香蕉等。儘量不吃高脂食物。比賽前 10 ～ 20 分可以吃一包能量膠。

比賽中，需要每 5 公里補充能量及電解質，有些賽事的補給對蔬食運動員不是很用心，像滷蛋、滷豆腐等，無從分辨是否有葷食成分，這時營養補充包就很重要，有各種廠牌的能量膠可以購買，還有不同口味的，這種補充包幾乎都是素食，也證明素食成分足以補充長跑能量。

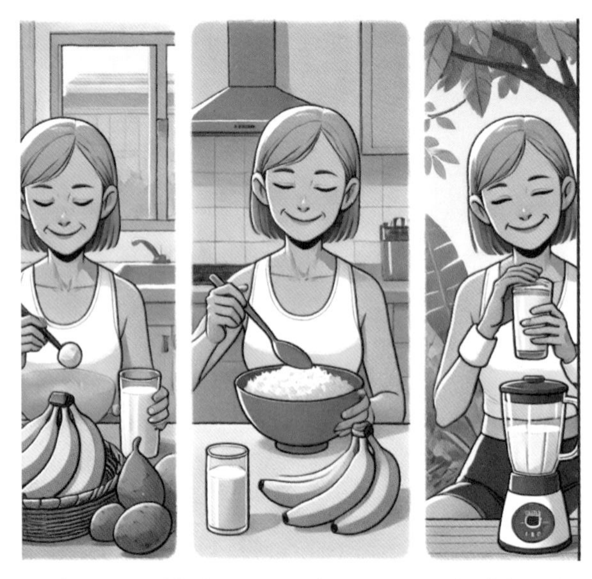

以我 50 公斤為例，需要吃下 500 公克醣類，約等於 16 根中等大小香蕉。可以換成吃 3 碗白飯，和打成牛奶香蕉泥的 7 條香蕉。不習慣吃香蕉的人，可以改換其他醣類食物，譬如麵食、麵包、餅乾、地瓜都可以。

4 針對不同運動需求的蔬食菜單

「計功多少，量彼來處；忖己德行，全缺應供；防心離過，貪等為宗；正事良藥，為療形枯；為成道業，應受此食。」
——唐，道宣律祖

在台灣，享用蔬食是太美好的事。超馬界傳奇運動員史考特・傑瑞克（Scott Jurek）在著作《跑得過一切》（EAT AND RUN，遠流出版）中介紹不少蔬食菜單和他準備蔬食的方法。對我這種忙碌而不求美食的人來說，準備時間上有點奢侈，光是飯糰或壽司，他的介紹是從準備米開始。這樣的西方運動員都可以自己準備蔬食飯糰及壽司，更何況生活在台灣這美麗豐食島上的我們。

一般蔬食餐單

以下是我平常運動前、中、後會食用的蔬食種類，以容易準備及購買為原則。至於精緻好吃的蔬食可以在餐廳享用，或自己依蔬食食譜慢慢準備。

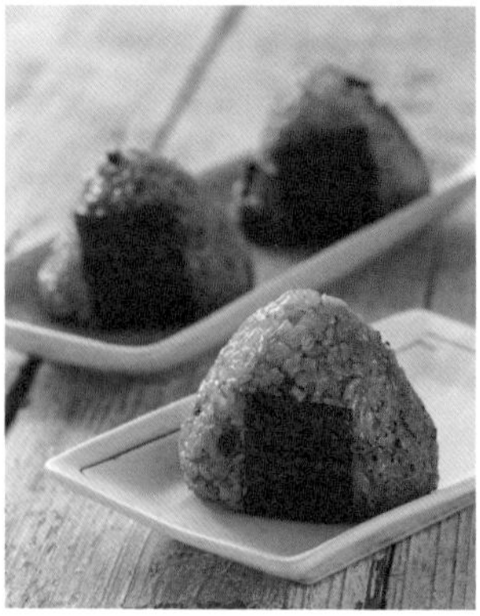

- **素食飯糰或壽司**：市面上很容易買到，便利商店也有。
- **包子或菜包**：市面上很容易買到，便利商店也有。
- **米漿**：市面上產品很多，也可以買到有機的。
- **豆漿**：市面上很容易買到，有粉狀單包裝方便攜帶（有機豆漿粉）。
- **燕麥奶**：市面上很容易買到，也有粉狀單包裝方便攜帶。
- **黑麥汁、白麥汁**：無酒精飲品，有含糖及無糖的選擇，因為跑步需要消耗醣類，所以我都選擇含糖的。
- **豆花、愛玉、仙草**：好吃又可以補充水分。血糖高者要注意不要加太多糖。
- **豆腐、皮蛋**：我直接買冷藏豆腐加皮蛋，隨自己喜好切成丁，再加一點醬油。對我而言，豆腐直接沾醬吃也是美味。

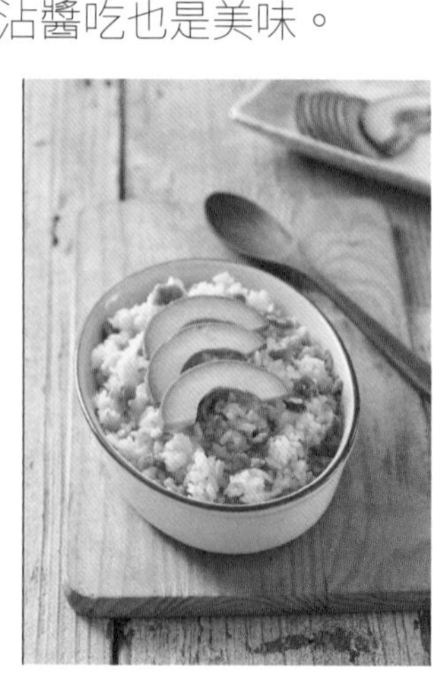

- **蛋**：白煮蛋、茶葉蛋都可以。跑步中可用白煮蛋沾鹽巴吃，以補充能量及鈉鹽。
- **豆腐、酪梨、白煮蛋**：直接買冷藏豆腐、酪梨、白煮蛋，隨自己喜好切成丁，加一點醬油。
- **酪梨**：要注意熟度，有些酪梨熟了會變成褐色，也有保持綠色不變色的品種。直接切片享用。本來我很排斥酪梨，後來聽人說它的口感跟生魚片一樣，嘗試一下，果然美味。醬料可用醬油或跟生魚片相同的佐料。

- **素食比薩：**如瑪格麗特、蕈菇比薩、鳳梨比薩，在一般義式料理店不難買到。
- **果汁：**如果直接買罐裝或玻璃瓶裝，有鳳梨汁、番茄汁、蘋果汁、果菜汁等許多選擇，最好買純果汁，不要加太多糖，可以看成分表。
- **自製果泥：**香蕉、酪梨、木瓜、紅龍果、鮮奶。使用 2 種水果或 3 種水果，比如香蕉加酪梨、香蕉加木瓜，加不加鮮奶打成泥，都很好吃。濃度稀一點是果汁，稠一點就是果泥，水果冰凍後再加鮮奶打汁，就有冰沙的口感。
- **咖啡、茶：**運動前喝一點可提神，增加運動表現。
- **運動飲料或能量飲：**都是素食成分。
- **地瓜（番薯）：**運動前後都可以吃，有飽足感。可以買生地瓜，自己蒸熟、烤熟，用微波爐或氣炸鍋做出的口感都很好。
- **玉米：**運動後吃比較好。
- **花生、堅果類：**運動後補充蛋白及油脂，有單包裝易於攜帶。
- **香蕉：**是非常好的能量補充，

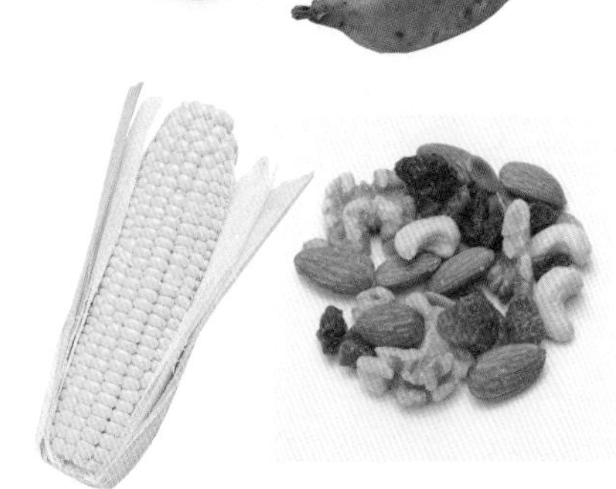

容易購買及攜帶。國際網球賽時，常會看到選手在休息時段直接在場邊吃香蕉，在路跑中，香蕉幾乎是必備的補給品。

- **西瓜**：方便補充水分與電解質。
- **蔬果沙拉**：可自己準備，便利商店也有。
- **各種果乾及乾燥片**：生鮮水果如不易保存及取得，各種果乾也適合，如香蕉、蘋果、李子、柿子、番茄。
- **乳清蛋白**：有很多運動健身房推薦，可補充蛋白質，以增加肌肉量。
- **市售運動能量包**：琀瑯滿目，各有特色，可依自己的口味購買。

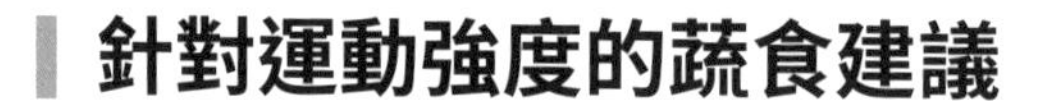

針對運動強度的蔬食建議

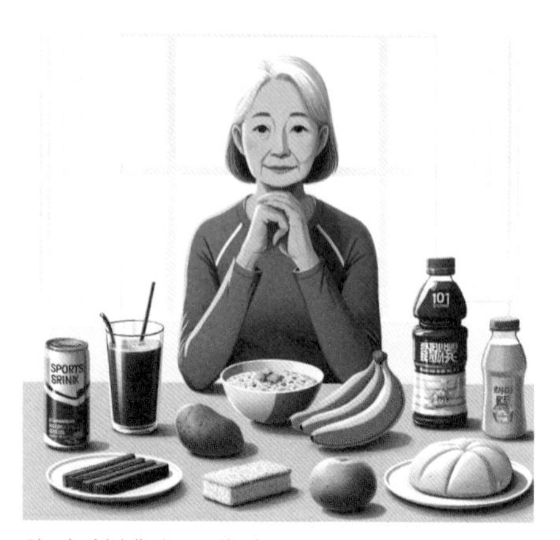

跑步前補充足夠水分，可以攝取如全麥麵包、饅頭或八寶粥、香蕉、地瓜，或喝 1 瓶黑麥汁或泡 1 杯乳清蛋白。

(1) 30 ～ 50 分鐘的有氧跑步

- **跑步前**：如果希望達到減重目的，跑步前只需補充足夠水分，可以用運動飲料加等量的水，約 300 ～ 500 毫升。如果擔心營養不夠或低血糖，可以攝取含有碳水化合物的食物及少量蛋白質，如全麥麵包、饅頭或八寶粥、可迅速轉換成能量的香蕉、富含纖維且可增強肌肉耐力的地瓜，以及含有維生素D、K及蛋白質的雞蛋。喝1瓶黑麥汁或泡1杯乳清蛋白（有各種口味）是簡單的選項。

- **跑步後：**依自己的排汗量及口渴程度補充足夠水分及電解質。如果跑前已有進食，不必再額外補充碳水化合物及蛋白質。如果想增加肌肉量，可以在運動後2小時內補充蛋白質，如豆漿、乳清蛋白或蛋。

(2) 50分鐘以上有氧跑或半馬

- **跑步前：**若是要飽食，要在跑步前1小時進食完畢，一樣是地瓜、香蕉、蛋、麵包、饅頭等。跑步前30分鐘，可以再吃香蕉補充能量，可考慮喝半杯咖啡提神。跑步前可以再補充水分。

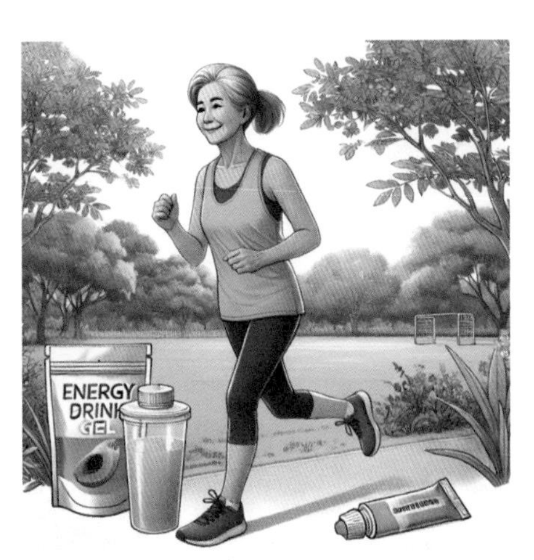

運動中：每30～60分鐘，補充果汁、能量飲或能量包、運動飲料。

- **運動中：**每30～60分鐘，補充果汁、能量飲或能量包、運動飲料。
- **運動後：**2小時內，補充蛋白質，豆漿、乳清蛋白或蛋。

(3) 馬拉松或超馬賽事

前 7 天最好以澱粉（碳水化合物）為主食。運動前 1～4 天需吃大量的澱粉，稱為「補碳」，使體內肌肉儲存足夠肝醣。在前一章說明過，每天每公斤需 10 公克醣類。以我 50 公斤為例，需要吃下 500 公克醣類，約等於 16 根中等大小香蕉或 5 碗飯（可以用其他喜歡的食物替換）。吃地瓜是很好的替代品。運動過程中需補充足夠碳水化合物、水及電解質。

主辦單位會安排補給站或水站，間隔距離一般都是 2～5 公里。這也是我喜歡參賽的原因，不用自己背著水跑（我不喜歡背東西跑，背重物跑也不適合高齡者，所以我不參加越野賽）。最好有水站就補充水分及運動飲料。至於補給品，我喜歡香蕉及番

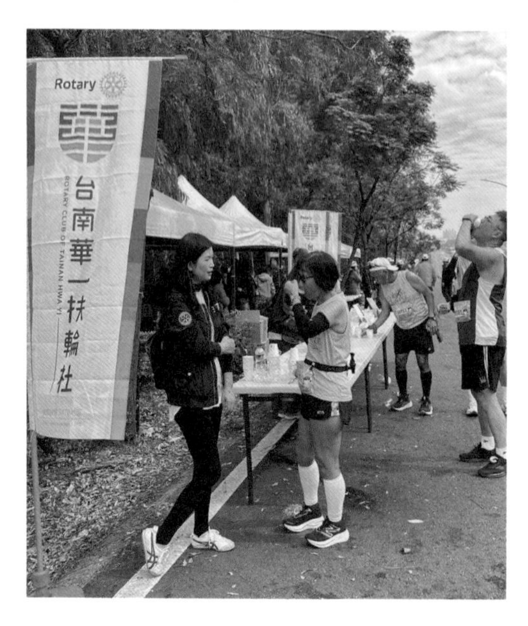

2025 年 1 月 5 日台南冰點國際馬拉松的最後一站補給站，備有我喜歡的豆花。超馬比賽如果是環繞賽道，會提供個人補給站。

茄，尤其是番茄，不沾水，可以拿一些邊跑邊吃。為了迅速補充能量，我會帶幾包能量包，依補給站狀況補充，因為有些主辦單位為蔬食者準備的食物比較少。超馬比賽如果是環繞賽道，會提供個人補給站，可依個人飲食習慣準備食物。我喜歡香蕉、地瓜、西谷米或稀飯等，有時會準備番茄汁、蘋果汁變化口味，剛好我很喜歡碳水化合物。

賽後營養補充：通常全馬賽事會提供便當，依自己飲食習慣補充即可。注意自己身體需求，有時太累會吃不下，可以使用能量補充包。香蕉、地瓜、黑麥汁、豆花，茶葉蛋都是很好的補充品。習慣喝乳清蛋白者，可依個人喜好補充。想要好好吃蔬食大餐，當然可以。還是強調，不要太油，以碳水化合物及蛋白質為主。賽後，好好洗乾淨、休息、充分睡眠也是重要的補充。

額外的飲食建議——補充良好油品

橄欖油是大家熟悉的好油，地中海飲食建議可以每天直接喝 10 ～ 30 毫升或用於涼拌，但我覺得有點辣，常常買來放到過期還提不起興趣吃。亞麻仁油也是富含 omega-3 的好油，台灣有生產，可以直接喝，不適合用於炒炸，個人覺得口味不是很好。只有沙棘油適合我，份量也不需多，5 ～ 10 毫升即可。因為沙棘油較為少見，在此特別介紹。

沙棘是金黃色的漿果，主要生長在歐亞、西伯利亞、中國、西藏和蒙古等地，是落葉灌木，果實酸澀，營養豐富，富含維生素C。據傳，成吉思汗征戰沙場的保養祕方就是它，當地有名的汗血寶馬，據說也是長期食用沙棘果而特別有體力。從沙棘果實萃取出的是沙棘果油、從種子中萃取出的是沙棘仔油。沙棘果油的棕櫚油酸（omega-7）含量是所有植物油中最高的，內服外用都適合，可以幫忙修復口腔黏膜及受傷的皮膚。有關沙棘油的功效，網路及書籍有許多報導，大家可自行上網參考。

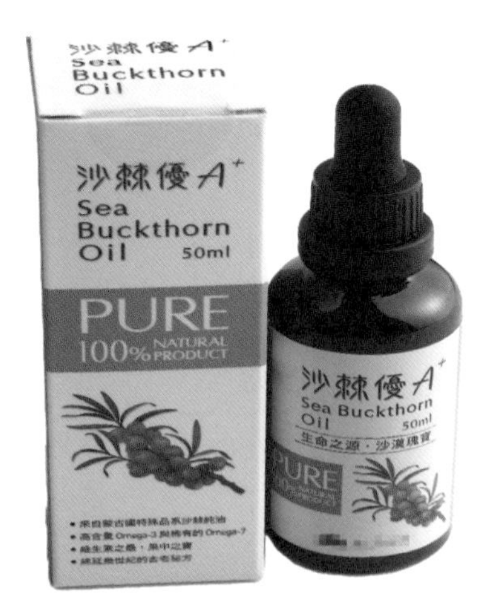

沙棘油份量不需多，5～10毫升即可，可以直接喝。

5 蔬食生活對心靈的滋養

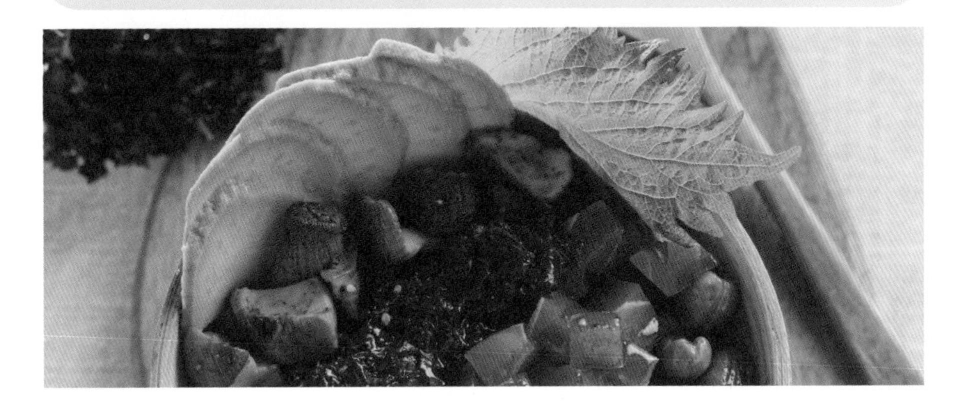

「從具足正念的飲食觀，進而落實護生與對環境自然的保護，正好體現佛法中的緣起法則，珍惜生態環境、護念眾生，最終也等於是護念自己。」

——釋演曉（法鼓文化）

醫學有很多不肯定性。科學的實驗，如果像是地心引力，大家可以重複實驗得到相同的結果，就會成為大家都認可的定律。為什麼營養觀念，營養師、醫師還有很多專家說得都不一樣？以三大營養成分而言，醣類該吃多少？脂肪該吃多少？蛋白質又該吃多少？有人說，蛋白質不夠，肌肉合成原料會不足，所以小孩、老人的蛋白質攝取比例要高一點，那多高才可以？植物性或動物性蛋白質哪一種對身體好？以上都有人做研究來支持或反對，我應該如何吃才健康？

如果接受官方的建議，國健署的指引值得參考，如果懷疑，就要花很多精力去研究分析。有時不相信，是因為自己做不到或是沒興趣。

例如生酮飲食，我最早是在台大醫院接受神經科醫師專科訓練時認識的（1983年，已經是41年前，所以不是新的飲食方式），用來治療兒童頑固癲癇。生酮飲食以攝取低醣、高脂肪食物為主，蛋白質不限，嚴格控制一天不能吃超過 50 公克的醣，將碳水化合物控制在 5 ～ 10%，並以大量的脂肪取代醣類。其原理是當我們減少醣類攝取，在身體缺乏葡萄糖時，肝臟就會開始消耗脂肪，產生「酮體（ketone）」（所以稱為生酮），作為人體的替代能源。

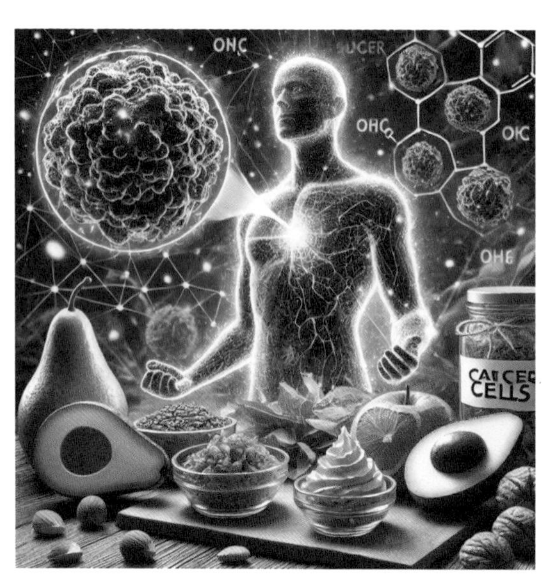

生酮飲食我是完全沒有興趣嘗試，因為我喜歡吃澱粉類，就像有人一天沒吃飯、沒吃麵就不行。

生酮飲食攝取的食材能減少飢餓荷爾蒙分泌，降低食慾，因此可以幫助減重。然而眾所周知，攝取大量油脂會對心血管造成負擔，其實一經思考，就知道這種飲食不符合健康效益，且停止生酮飲食後，容易復胖，甚至超過原本的體重。也有一些研究認為，生酮飲食可以預防失智及抗癌，擔心失智及癌症的人或許想要試一試，但最近又有研究指出，生酮飲食可能會加速細胞老化、影響心腎機能、降低葡萄糖耐量、增加體內發炎反應，並加速人體衰老速度及罹患各種慢性疾病的風險。這種飲食，我是完全沒有興趣嘗試，因為我喜歡吃澱粉類，就像有人一天沒吃飯、沒吃麵就不行。即使素食也可以符合生酮飲食，這樣的素食營養成分組合是不健康的。

三大營養素均衡組合與食物來源，都很重要。有人說現在物產豐饒，不會有營養缺乏，在台灣，幾乎是沒有人會因為沒錢買食物而餓死。雖然技術進步，蔬菜水果外觀都比以前好很多，但成分更好嗎？有些年紀的人應該記得土芭樂跟土芒果，它們比改良種小很多，但很有味道，這是因為現代種植方式使植物失去原有的美味及養分（礦物質與特殊物質）。目前的耕種方法過度耕種土壤，施灑非有機肥料，過量使用含磷人工化肥，本來走在土壤上是鬆鬆軟軟的，因為是下面有蚯蚓的泥土，現代的土地表層常是硬硬的。有人分析，根據日本食品標準成分表，100 克菠菜的維生素 C 含量，已從 150 毫克降為 1994 年的 13 克，此外，素食者常缺乏維生素 B12，也是因為現代農業方法破壞土壤可製造維生素 B12 的菌叢，以至於需要額外補充。

現代素食者，如果沒有注意食物的來源與品質，如吃高糖的果汁飲料、含有氫化油的餅乾、蛋糕、麵包、人造奶油等，或含有氫化油的薯條、油條、洋芋片等，即使是素食，也會對身體有危害。

有人說，種植蔬果常使用大量農藥，對人體有危害，如果是有機種植，又擔心有寄生蟲。其實養殖動物使用植物餵食，一樣有農藥問題，且人類位於食物鏈的最上端，有可能吃進更多的重金屬、有毒化學物質、類荷爾蒙及抗生素。

在討論植物性及動物性蛋白質孰優孰劣前，須了解食用動物性蛋白質會順道吃進什麼。前陣子討論的瘦肉精是具有交感神經興奮作用的，為了讓飼養動物瘦肉比例較高，人類吃下後，容易交感神經興奮，也許會手抖、心悸、容易發脾氣。就算飼養的動物沒有使用瘦肉精，動物被宰殺過程中的驚恐掙扎，相信也會產生交感神經興奮物質。以前，美國有過實驗，吃肉的中學生比吃素的學生容易打架滋事。

現代醫學已進展到個人化治療，對每個人的腸道菌叢加以分析，如果是以蔬食蛋白為主的人，其腸道菌分布對人體有害的產氣莢膜梭菌（Clostridium perfringens，擬桿菌屬）較少，可減少腸胃道發炎。對人體有益的雙歧桿菌（Bifidofacterium）和乳酸桿菌（Lactobacillus）較多，可以產生對人體有益的短鏈脂肪酸（SCFA）；以動物蛋白為主者，其擬桿菌（Bacteroides）、阿里斯氏菌（Alistipes）、嗜膽菌（Bilophila）、瘤胃球菌（Ruminococcus）較多，會產生較多的氧化三甲胺（trimethylamine-N-oxide，TMAO），進而導致心血管疾病。

行文至此，相信大家已了解植物對人體健康的重要性了，吃肉也不是只會幫助肌肉生長那麼單純。再分享一篇會顛覆我們一般信念的研究，吃蛋白質應該長肌肉吧！然而這篇文章標題是「較高的飲食蛋白質攝取量與英國老年雙胞胎的肌少症有關」（Age and Ageing 2023; 52：1–10），其中有個重點發現是：高蛋白質攝取量與低肌肉質量相關，而低攝取量則具有保護作用。

以西方流行病學研究來說，要維持健康有三大重點：營養、運動及睡眠。心情也應該很重要，俗話說：「氣死沒藥醫。」地中海飲食其實有 2 個重點很多人會忽略，一個是運動，一個是與家人（廣泛地說是與親友）一起快樂用餐。

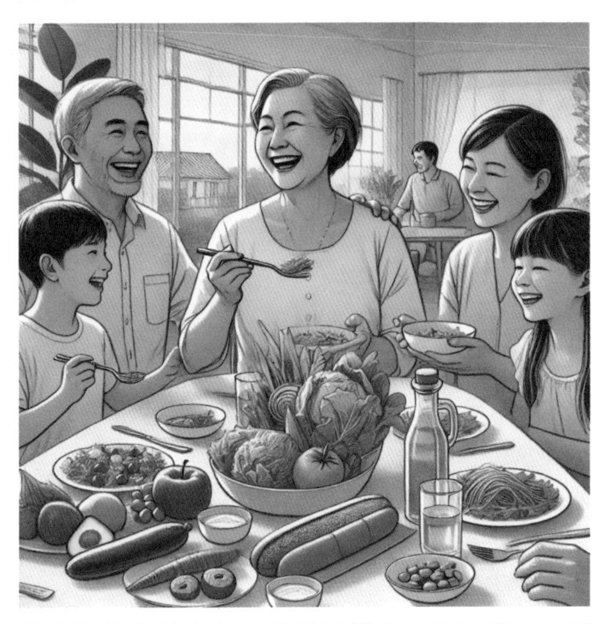

地中海飲食其實有 2 個重點很多人會忽略，一個是運動，一個是與家人（廣泛地說是與親友）一起快樂用餐。

人的情緒是心靈或物質？但藥物會影響情緒是事實，比如有些禁藥會讓人興奮，治療憂鬱症的藥物會使人心情變好。

有文獻指出，短鏈脂肪酸可能透過增強血腦障壁完整性、調節神經傳遞、影響神經營養因子水平和促進記憶鞏固來直接影響大腦，與憂鬱症、失智症等神經退化疾病、自閉症等神經發展疾病可能都有關係，這顯示蔬食也許可透由增加短鏈脂肪酸達到預防這些疾病的效果。

在物質層面上，我相信蔬食比肉食更健康，但蔬食的另一層面是對生態及動物的慈悲心。慈悲心是把自己以外的動物有情看成是自己的父母子女，希望牠們快樂、不要痛苦，這是一項與飲食方式無關的學習，是修習慈悲心後的選擇。有人說達賴喇嘛吃肉，難道他不慈悲嗎？人人髮指的殺人慣犯也有吃素的，難道就比較慈悲嗎？所以蔬食與否背後的原因很複雜。

我的師父日常法師推動慈心有機農業，不是為了健康，而是悲憫有情，不捨如蟲蟻、小鳥、蛇、老鼠等小動物因為接觸有毒農藥而死亡。如果蔬食是犧牲有情的生命才獲得，即使是素食，也含有殺生的成分。這就需要智慧來分辨了！

樂齡醫學小教室

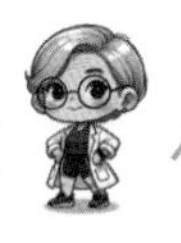

短鏈脂肪酸（SCFA）

能調節腸道平衡穩態，其缺乏與多種疾病的發病機制有關，包括發炎性腸道疾病、大腸癌、心臟疾病及代謝疾病。腸源性 SCFA 也直接或間接影響腸道外部的免疫力，如肝臟、肺臟、生殖道和大腦，並與一系列疾病有關，包括：感染、腸道發炎、自體免疫、食物過敏、氣喘和對癌症治療的反應。

氧化三甲胺（TMAO）

腸道厭氧菌與人體共同形成的代謝產物，近年來被認為是導致心血管疾病發生的重要因子。氧化三甲胺的產生主要來自飲食中的肉鹼和膽鹼，當含有肉鹼與膽鹼的食物吃下肚之後，未被消化吸收的肉鹼與膽鹼便會被腸道菌利用與代謝，產生具臭味與揮發性的三甲胺（trimethylamine，TMA）。

目前科學家正積極研究透過調節人體腸道菌來降低體內氧化三甲胺的方法，設法改善心血管疾病的嚴重度與死亡率。（引用台大醫院北護分院腸胃科吳偉愷醫師於 2018 年 10 月台灣醫學會大會發表的摘要）

PART 6

跑步與心靈喜悅的無縫融合

以跑步和禪修為切入點，分享透過運動改善心理健康、預防失智症以及強化身體機能的實例與見解。規律運動不僅能釋放內啡肽與血清素，改善憂鬱和焦慮，還可透過促進腦源性神經營養因子的生成，增強認知功能並延緩老化過程。

此外，文中提及正念減壓與禪修融合，如何幫助在跑步中達到身心平衡，並運用佛法思想深度思維生命意義。

這不僅是一個人健康旅程的見證，也是對樂齡族如何活得有意義、突破自我限制的啟發，期望讓更多人理解運動在健康老化中的不可替代作用，並激勵更多人加入樂齡跑步和樂齡運動的行列。

1. 減少心理疾病及失智

- 運動可有效減輕憂鬱及焦慮
- 運動可降低失智風險

2. 跑步與心靈對話

- 正念減壓的運動
- 《樹影婆娑明月照》讚頌

3. 高齡者的存在意義

- 第一個心願：參加馬拉松跑遍全國各縣市
- 第二個心願：挑戰各級超馬賽事及各種中長距離跑步競賽
- 第三個心願：幫助長者維持身心靈健康

1 減少心理疾病及失智

「物質的貧窮很容易解決，而心靈上的貧乏、寂寞，卻是今日多數人的問題。」

——德雷莎修女

運動可有效減輕憂鬱及焦慮

運動對身體健康有很多好處。體力活動有助於降低許多疾病的風險，例如：心臟病、高血壓、糖尿病、肥胖、癌症、中風、阿茲海默症、巴金森氏症、其他失智症等。在心理層面，運動可以增加體能、讓身材變好而增強自尊心。運動對於心理健康也有許多好處，例如：減輕壓力、增強記憶力、減輕憂鬱症、焦慮症或思覺失調等精神疾病。運動可以減少孤獨感和孤立感，因為它可以創造出去社交並與他人互動的機會。運動還可以改善睡眠，而良好的睡眠與休息對身心健康很重要，睡眠好可以提高注意力、增強身心能量。

運動會使大腦釋放「感覺良好」的化學物質，如內啡肽

（endorphin）和血清素（serotonin），有助於改善情緒。體力活動還可以分散對消極思維模式的注意力。

2023 年 1 月有一篇綜論文獻，作者對目前對運動改善心理健康的生理和心理機制做了詳細的回顧整理。

人體會產生類鴉片和內源性大麻素（opioids and endocannabinoids），可產生愉悅感、抗焦慮作用、睡意和降低疼痛敏感性，在進行體力活動時，會產生更多這兩種神經化學物質。運動後 2 小時內，我們的注意力、專注力、記憶力、認知、語言流暢性和決策能力均明顯提高。定期進行體力活動可以改善下視丘 - 腦下垂體 - 腎上腺（HPA）軸的功能，降低皮質醇（cortisol）的分泌，並恢復瘦素（leptin）和生長素釋放肽（ghrelin）的平衡。

規律運動具有免疫調節作用，例如：優化兒茶酚胺、降低皮質醇水平和降低全身性發炎。研究證實，體力活動可增加血漿內腦源性神經營養因子（BDNF），以及減少與阿茲海默症相關的類澱粉蛋白毒性。

作者特別提及本書未討論的瑜珈運動，瑜珈的益處包括：刺激邊緣系統（limbic system）及降低交感神經張力。瑜珈運動中的冥想和其他形式的專注練習，可能引發一種稱為放鬆反應的生理反應。功能性影像顯示，左前腦活動在冥想期間顯著增加，而這部位與幸福感相關。

有證據顯示，增加體力活動有助於減輕一些思覺失調者的精

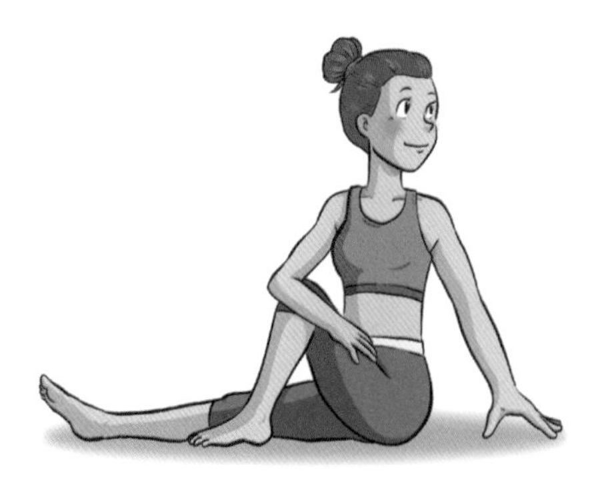
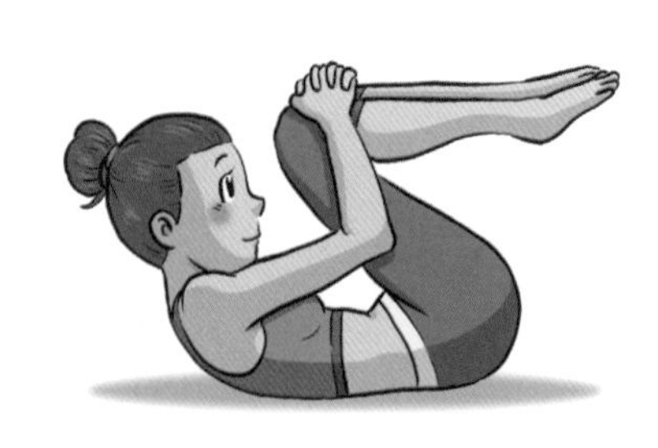

運動會使大腦釋放「感覺良好」的化學物質，瑜珈冥想和其他形式的專注練習，還可以帶來放鬆的生理反應。

神病症狀，並改善伴隨治療精神病的醫學合併症。許多研究顯示，頻繁的體力活動可大幅減少與思覺失調症相關的負面症狀。運動計畫可顯著減少酒精成癮者的酒精使用攝取量和酗酒情況。

充足且有效率的睡眠，對身體健康很重要，睡眠不足會對免疫系統功能、情緒、葡萄糖代謝和認知能力造成負面影響。年紀變大，總睡眠時間會減少是一種自然現象。在睡眠品質指標上，包括總睡眠時間、慢波睡眠、入睡潛伏期和快速動眼睡眠減少，急性運動沒有影響；但適度和劇烈的運動已被證明可以提高睡眠品質。有些人很少運動，運動後反而睡不著，可能是因為沒有持續運動，或需要調整運動的時段，避免在睡前劇烈運動。

世界衛生組織指出，憂鬱症是全球殘疾的主要原因，也是全球疾病負擔的主要原因。只有 10 ～ 25% 的憂鬱症患者真正尋求治療，原因很多，可能是對憂鬱症不瞭解，或擔心憂鬱症帶來的的污名有關。國內樂齡族罹患憂鬱症的盛行率不低，是亟需改善的國家社會課題。國家衛生研究院高齡醫學暨健康福祉研究中心針對 7675 名 50 歲以上民眾進行的台灣中老年身心社會生活狀況長期追蹤調查，再與全民健保資料庫交叉分析，於 2022 年 9 月發表研究報告，國內 50 歲以上憂鬱症盛行率達到 16.3%，但高達七成未就醫，而在 27% 尋求治療者中，最終僅 11% 得到有效治療，顯示就醫率偏低。

憂鬱症會增加其他併發症、衰弱症與死亡率，就醫率低是目前照護主要瓶頸。有研究指出，運動和體力活動可能會改善憂鬱症狀，其效果與傳統抗憂鬱藥物相當，甚至更有效。體力活動會促使大腦產生更多的內啡肽，從而減輕疼痛並改善情緒，減少了擔憂和絕望感。此外，隨機對照試驗的系統性回顧表明，運動似乎可以作為焦慮症的輔助治療，但不如抗憂鬱治療有效。

我要再一次提到《真正的快樂處方》這本書，作者韓森醫師從腦科學和心理學的角度，告訴讀者運動對大腦產生巨大影響的機制，並提供臨床實際案例和實做的「處方箋」，讓我們簡簡單單就能快樂地進行生命升級！

根據過去的研究及我自己的觀察，樂齡族運動阻礙主要為顧慮因素：擔心健康問題及身體疼痛不適合運動；害怕受傷、對運動場所安全有疑慮；擔心天氣太冷或太熱身體無法負荷；不喜歡獨自一人運動等。如果是健康顧慮，可以先找醫師評估，我建議可以先做一些簡單的肌力加強運動及增加關節活動度運動。走路有困難的衰弱者，可以從起站運動開始，慢慢增強，就可以原地小跑步，再來就可以邁開步伐在室內跑，進一步可以到室外安全場地跑步。

如果有計步器或智慧型手錶，還可以監控步數，並設定步行目標。目標先設每天 1 千步左右，最後嘗試以每天 8 千到 1 萬步為目標，並在舒適的環境中開始鍛鍊，以建立自信。可以獨自一人或與認識的人或團體一起。

心情不好、體力差的人，請將運動融入日常生活和生活方式中。選擇自己喜歡的運動，利用朋友或家人作為動力，讓自己保持規律運動，對身心健康有意想不到的好處。開始運動吧！

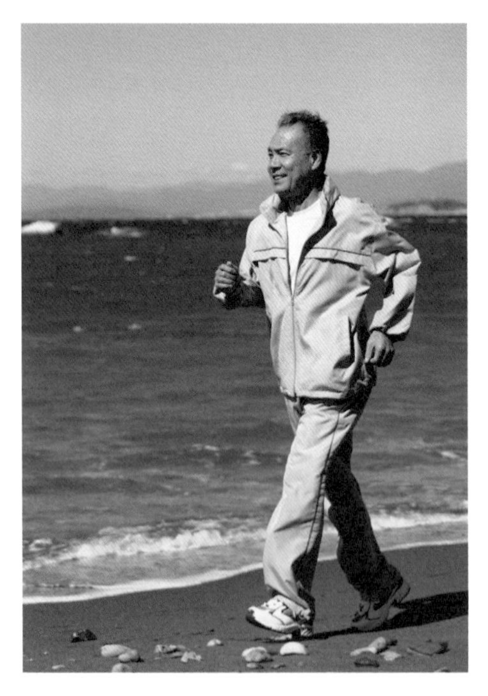

樂齡族運動顧慮多，主要是擔心健康問題及身體疼痛不適合運動，可以先找醫師評估，從簡單的運動入手。

運動可降低失智風險

身為神經科醫師，我非常關注失智症，因為台灣老年人口增加，失智症盛行率跟著增加。根據衛生福利部於 2024 年 3 月 21 日公布的最新台灣社區失智症流行病學調查結果，全國社區 65 歲以上長者失智症盛行率調查結果為 7.99%，亦即 100 位 65 歲長者中約有 8 位可能罹患失智症。失智症的類型分布以阿茲海默型失智症（Alzheimer’s disease）最多，占 56.88%；血管型失智症（vascular dementia）次之，占 22.91%；巴金森氏症失智症（Parkinson disease dementia，PDD）再次之，占 7.12%。

我婆婆活到 101 歲，90 多歲時罹患阿茲海默症；我父親 88 歲時因為腦中風而失智，屬於血管型失智症；我媽媽 30 多年前即罹患巴金森氏症，10 年前開始失智，是巴金森氏症失智症，目

失智症類型的分布比例

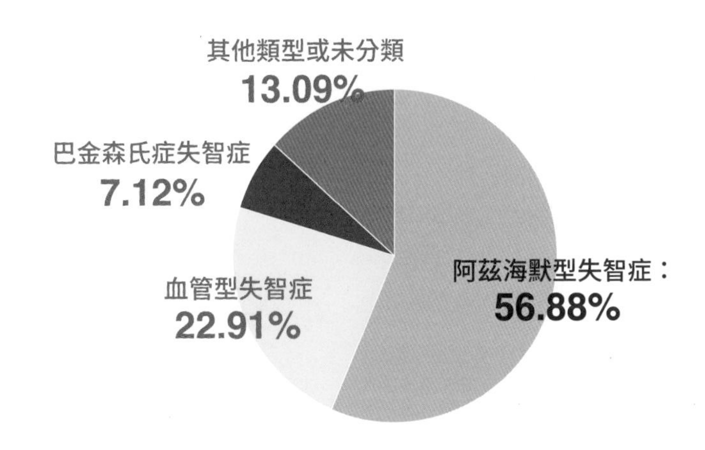

前是 94 歲，可惜已經臥床多年。既是治療失智症的醫師，也是 3 種失智症的家屬，我長期投入失智症防治。根據歐美幾個長期追蹤研究，阿茲海默症早在患者出現症狀前 20 年，大腦已開始產生病變。所以預防失智要及早開始。

要避免失智最有效的方法就是運動，每週規律地從事 2 次以上的運動，對失智症與阿茲海默症都有預防作用，其相對風險下降近六成。有氧運動對認知功能的增強效果比單純肢體伸展類的運動好很多。此外，參加路跑賽可以提高樂齡者的社會參與，並增加動腦機會，因有跑友要聯絡，比賽要報名，以及使用跑步設施、手機 APP 等，這也是預防失智的有效方法。有氧跑步可以減少憂鬱症，對失智症的預防很有幫助。2024 年 4 月 8 日獲得第 26 屆國家生技醫療品質獎醫院社區服務組銅獎（金、銀獎從缺）的成大醫院失智症中心，其主任白明奇醫師在 2005 年首度提出「三動（頭腦要動、休閒活動、有氧運動）兩高、預防失智」，更於 2022 年創新提出「三筋好（腦筋、血筋、腳筋）、舒適老」，都強調有氧運動對預防失智症的重要性。擔心罹患失智的樂齡人士，

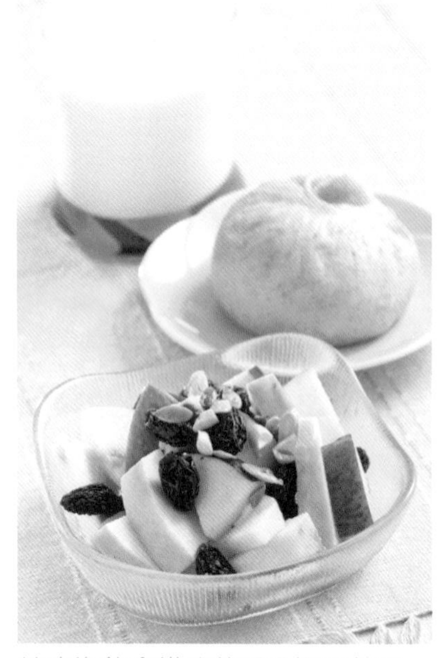

地中海飲食模式著重多攝取蔬果、豆類、堅果、未精製穀類，少食用飽和性脂肪，經證實可降低罹患心血管疾病與某些癌症的風險。

馬上開始有氧跑步吧！

至於預防失智的營養原則，跟我介紹的蔬食建議差不多。地中海飲食被證實可降低心血管疾病與某些癌症的風險、甚至是整體死亡率，同時阿茲海默症發病的相對風險下降約七成，也可減緩正常老人認知功能減退的速度。地中海飲食以多攝取蔬果、豆類、堅果、未精製穀類（含維生素 C、E 及 B 群）及使用橄欖油等不飽和油脂來烹調或調拌沙拉，少食用飽和性脂肪。關於多攝取魚類、選擇富含 omega-3 脂肪酸的魚類等建議，可改以沙棘油取代（這是我個人建議）。曾罹患憂鬱症者發生阿茲海默症的風險會增加，研究顯示，其相對風險值約為無憂鬱病史者的 2 倍。

2 跑步與心靈對話

「怎麼珍惜我們的每一天、每一分鐘、每一秒鐘？想想菩薩是怎麼珍惜的—吸氣，把所有眾生的業障、痛苦、生老病死苦全吸過來；呼氣，把所有的善根和快樂，平等地布施給所有的有情！」

——《心之勇士》285 則，真如老師

生命中有很多的偶然，但從佛法的角度看，卻是自己造業的必然。

出生開始，我就得到父母的寵愛。媽媽說，因為我出生之後，家境變好，所以爸爸很疼我。投生到一個貧困的家庭，但父母卻很重視教育，也算是一種福報。因為家庭貧困，可以刻苦耐勞，看到父母勤奮工作，想給孩子幸福的未來，讓我可以在遇到重大困難時，勇敢地突破困境。

在萬華貧民區長大、鄰居建議我當酒家女賺錢的環境中，父母給我一個偉大的目標——當一位救人濟世的好醫師。考上北一女，學校重視德智體群美五育發展，我開始有了比較強的體能訓練。很幸運能考上北醫，以第三名畢業，讓我得以在台大醫院實習（當時分配到台大實習的 10 位是前 10 名學生），認識許多優秀的老師及學長。台大陳榮基教授推廣安寧療護，我很開心能追隨他的腳步，在屏東自己服務的醫院設立安寧病房。2002 年，本院一如安寧病房成立，同年我剛好有因緣學習《菩提道次第廣論》，2003 年，更在福智屏東支苑的協助下，在醫院開設廣論研討班。佛法讓我的生命有了新目標，就是努力地去除自己的煩惱（出離心的根本），盡力幫助所有的眾生（為了利益一切如母有情，我希望自己能夠快速成佛）。

陳榮基教授任蓮花基金會董事長時，推動安寧療護，當時，我收到基金會正念工作坊的報名表，覺得對癌末病人有幫助，就報名參加。上課時間剛好是我車禍之後（2014 年 2 月），我帶傷到台北接受為期 1 週的訓練。當時手腫無力，連香蕉都撥不開，我還勞煩一位擔任醫院副院長的醫師學弟幫忙準備水果，真是非常感謝也印象深刻。正念減壓創始人喬・卡巴金（Jon Kabat-Zinn）就讀美國麻省理工學院時，因一位美裔禪師的演講而愛上東方禪學，他在生活中應用禪學，

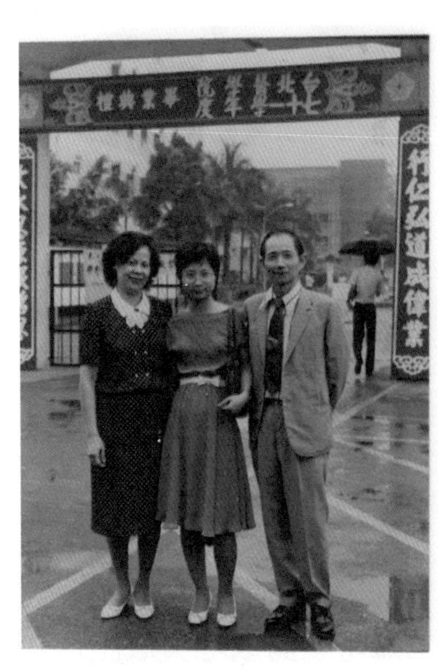

雖然生在萬華貧民區，但父母給我一個偉大的目標——當一位救人濟世的好醫師，讓我最終得以考上北醫，加入懸壺濟世的行列。

發現對專注力和身心健康都有很大助益，便決定以科學與醫學方法驗證禪學精髓。經過數十年的實驗與研究，他將其去宗教化，發展出「正念減壓療法」，並於 1979 年開始在麻州大學醫學院附設醫院開設正念減壓課程，協助病人學習與疼痛、疾病與壓力共處。

正念減壓的運動

正念行走是正念減壓的經典練習之一；行走時，觀察自己的想法、情緒和身體，動中學，會有意想不到的效果。上完正念減壓工作坊後，我沒有很認真地練習正念行走，我的生活步調很急迫，出門上班總是在規劃下一步要做的事，沒有活在當下，沒有時間觀察自己的身體和心念，不過也沒覺得特別有壓力，所以沒有動力去實踐。當我跑步時，因為至少有 30 分鐘以上的獨處時光，反而可以觀察我的手如何擺動、我的腳如何踏地、我如何呼吸、我在想什麼，有時會配合學來的跑步技巧，去調整呼吸方式及跑步姿勢，有時還會太注意自己的心念，忘了正在跑步（這時就是真正慢跑了）！

受傷後，我重新開始認真地練習路跑，我尋找可以邊跑步邊練心智的書籍，結果找到一本《跑步之心》（Running with The Mind of Meditation），作者是當代的卓越精神導師——薩姜·米龐仁波切，他是一位熱中且完成 9 次馬拉松賽的跑者，在禪修與跑步上的成就，使他對兩者的訓練都具有重要洞見。這本書涵蓋了跑步與禪修必須了解的基本觀念、方法，以及過程中可能經歷的種種挑戰，同時指出如何運用禪修來提升跑步能力。他提出老虎、獅子、金翅鳥、龍等 4 個跑步訓練階段，這 4 個階段的核心都圍繞於內在的正念，即正念如何運用在身體運動上，既鍛鍊心也鍛鍊身，當心越強壯，跑步就越跑越有力量，讓身心既能同時發展，又能達到平衡、活躍、深化且得到真正的休息，並且獲得最後的成果「風馬」——長壽、健康、成功與幸福的能力。

雖然我沒有太深入禪修及正念的練習，仍嚮往仁波切的體會。我跑步會配合背誦佛教經典，從 2007 年開始，就利用百遍背書法背非常棒的大乘論典《入菩薩行論》（簡稱《入行論》），如果不常常背就會忘記，因此我利用晨跑前複習一下背誦過的偈子，或念幾遍新的偈子，然後出門跑步，邊跑邊重複背誦這些偈子，並思維其深意，有時會有不同的體會。福智團體真如老師為我們講解宗喀巴大師的《菩提道次第略義》，45 個偈子就將道次第整個思維一遍，是我目前跑步最常思維的論典。

開始跑步背書時，我比較會在乎背了多少偈子、多少字數。配合呼吸，一個字一呼吸大約 4 步，距離粗估為 250 公分，在 42 公里的賽事中，需要背 16800 字，整部《入行論》共 17530 字，剛好符合完成全馬距離的字數。當然我是背了又忘、忘了又背，希望有一天能夠背誦完整，也能體會並實踐它的內涵。

「佛法無人說，雖智不能了」，從 2002 年開始，我認真學習佛法已經 20 餘年了，覺得自己還是個佛法的小嬰兒，需要師

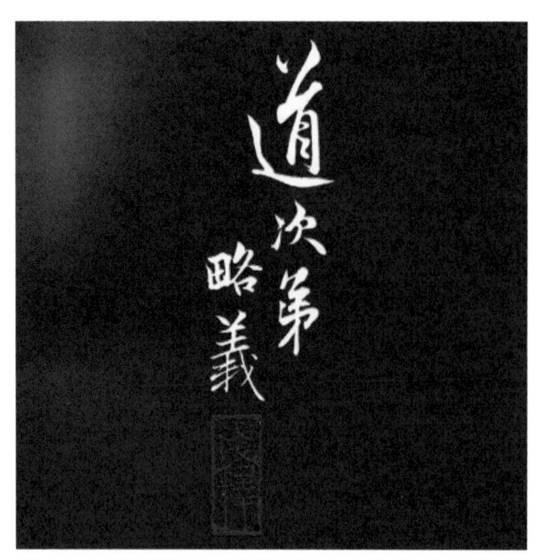

從 2007 年開始，我養成利用跑步時間背誦佛教經典的習慣，《菩提道次第略義》是我目前跑步最常思維的論典。

長的哺育關照。般若是智慧，是佛母，菩提心是大乘種性的父親，空性智慧甚深，但為利有情願成佛的菩提心更難。一般人起心動念都是想自己，例如：吃素健康嗎？吃有機食物健康嗎？日常法師創辦慈心有機事業，大家看到現在里仁有機商店遍布全台，會說日常法師很厲害、有遠光，知道大家現在很重視食品安全。但日常法師開始發展有機農業的發心，是不忍心小動物們因為人們使用農藥而死亡。

福智接班人是真如老師，他菩提心圓滿的功德是日常法師非常讚嘆的。真如老師透由讚頌，藉由音樂將法義送到有緣人的心中。他發願：希望讓所有被讚頌感動的人——所有用心去唱、去演奏指揮、用他的心和著讚頌的人，「都能速疾成佛，儘快在內心證悟三主要道！」所以凡是聽唱、演出讚頌的人，都能收到創作者最真摯的祝福。

《樹影婆娑明月照》讚頌

以下提供一首《樹影婆娑明月照》讚頌給大家參考，希望大家喜歡，音樂只要上網搜尋，很容易找到。這首讚頌的詞曲都是真如老師創作，在 2016 憶師恩法會時發表，音樂很優美柔和、撫慰人心，但我一直思索老師所提的「嘆息的人」是誰？是嘆息我在輪迴中受苦的師長嗎？我在跑步時，終於思維出老師所要傳遞給我們的菩提心法義。

那夜我聽到你的嘆息
那夜想起深恩的你
樹影婆娑　月兒明照
想著你的嘆息　又重穿越夢境

在夜裡我聽到你的嘆息
怎能忘你生生將我養息
孤獨苦海　流浪多時　怎能忘記深恩的你

啊　如母有情　如母有情
我要洗去你眼中的淚滴　阻止你的嘆息
用清涼的法雨敷進你心底
直到你永遠微笑　直到我聽不到嘆息
直到淚水在你眼中乾涸
直到換成永恆的笑意

啊　如母有情　如母有情
我要報答你深深的恩情
走向光明幸福之地　走向光明幸福之地
直到樹影婆娑你在歌唱
直到明月照進你心裡
直到明月照進你心裡

明明創作者是說「如母有情」，為何大部分學員會認為有恩情的是師長。只有師長會「生生將我養息」嗎？我們在「孤獨苦海流浪多時」，不能「忘記深恩的」只有師長嗎？

在廣論中教授生起菩提心的方法有2種：一種是自他換教授，一種是七因果教授。其中七因果教授是學習將所有眾生視為自己的母親，之後，因為想要報答母親的恩情，進而思維只有成佛，才能真正幫助到所有如母親般的眾生，所以生起想要成佛的菩提心（有興趣者可以參加研討班，是免費的）

雖然我學了很久的佛法，佛法指導我們面對所有人、所有眾生要慈悲，要有悲心、菩提心，但在現實生活中，面對煩人的人事物，其實我們早把對人應有的悲心、菩提心放在腦後。我聽到別人嘆息受苦有感覺嗎？尤其是討厭的人受苦，我們常興災樂禍吧？會想要幫助他嗎？會覺得這個討厭的人是生生將我養息、對我有深恩的人嗎？會希望幫助他得到最大的幸福快樂嗎？

感謝所有美好的因緣，我開始練習跑步，在跑步中修行，認識生命的意義。

3 高齡者的存在意義

孔子曰：「君子有三戒：少之時血氣未定，戒之在色；及其壯也，血氣方剛，戒之在鬬；及其老也，血氣既衰，戒之在得。」

——《論語・季氏第十六》

最近，我聽聞有一種症狀叫「空心症」，大致是指情緒低落、無意義感、人際形象良好、時常有自殺意圖、心理治療不佳、對藥物治療反應不好，這是因為個案無法建立生存價值觀而長期累積造成的，以精神疾病診斷標準來說，可能符合憂鬱症。通常發生在傑出的年輕人身上，他們不知為何而活，常被認為很「優秀」，不快樂會藏得很好，人際關係良好，但有一天突然就自殺了，讓親友、老師、同學都很訝異，不得其解。

雖然「空心症」是新名詞，但很多老人真的不知為何而活，生活沒有目標，加上體能狀態變差，活得很辛苦、不耐煩，常說「怎麼不早點死」。老人通常帶一點慢性病，想做點事也力不從心，如果失能，還需要人照顧，拖累家人，不受尊重，真的日子不好過。中年一樣有危機，記得我 40 幾歲時，已順利達成父母的期待，當了醫師、結婚、生子、買了房子、有了車子，人生要追求的大致完成了，再努力也是一位主治醫師或主任而已，接下來，目標在哪裡？

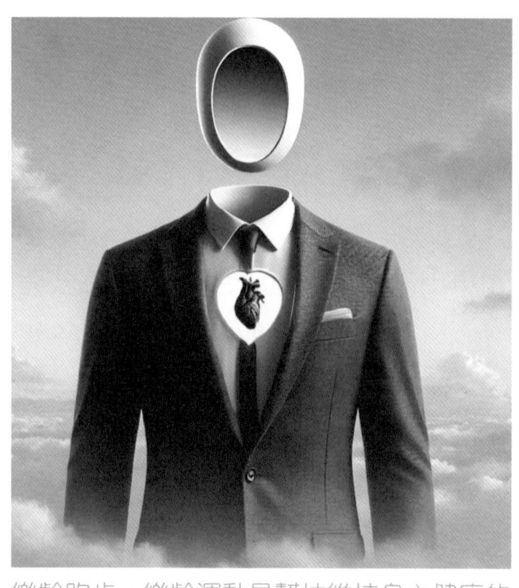

樂齡跑步、樂齡運動是幫忙維持身心健康的好方法，更是「空心症」的剋星。

重點在存在的意義，是中年危機嗎？退休後，要遊山玩水，要吃遍美食，樂齡族應該如何過生活？如果不再健康、走不動、吃不下，生活要如何過？身心健康是基本的，運動是可以幫忙維持身心健康的好方法。

活得有意義，生活才會快樂。馬斯洛曾提出五大需求理論，將人的需求分為生理需求、安全需求、社會需求、尊重需求、自我實現需求，對於老人來說，滿足生理需求及安全需求是基本人權，但社會需求中的歸屬感和愛，包括友情、愛情、親情、社會關係等則慢慢失去。樂齡族或銀髮族很常面臨喪偶、親友死亡的處境，如果沒有積極參與社會活動，就會自我封閉，無法滿足社會需求。尊重需求方面，個人成就、名聲、地位可能隨著退休而淡化。在自我實現方面，如何發揮潛能、持續個人成長與超越，就要努力去經營了。

病了、失能了，生理需求及安全需求也難以達成，如果長者身體健康，卻被要求少出門、少學習、少夢想，甚至被子女要求不要開車出去，不要亂交朋友，恐怕就有活不下去的困境。還好，目前社會已普遍認知到樂齡學習、樂齡運動與社會參與的重要性了！

樂齡族開始學習樂器、唱歌、畫畫、語言、寫作、電腦等，都是非常好的自我超越與實現。但從事樂齡運動多了身心健康促進的好處。開始跑步後，我一直想超越，想跑得更快、更遠，但我先生害怕我受傷、身體不堪負荷，要我跑慢一點、跑少一點。我知道他的顧慮，但我想要成長的快樂，當然也做了體能退步的準備。

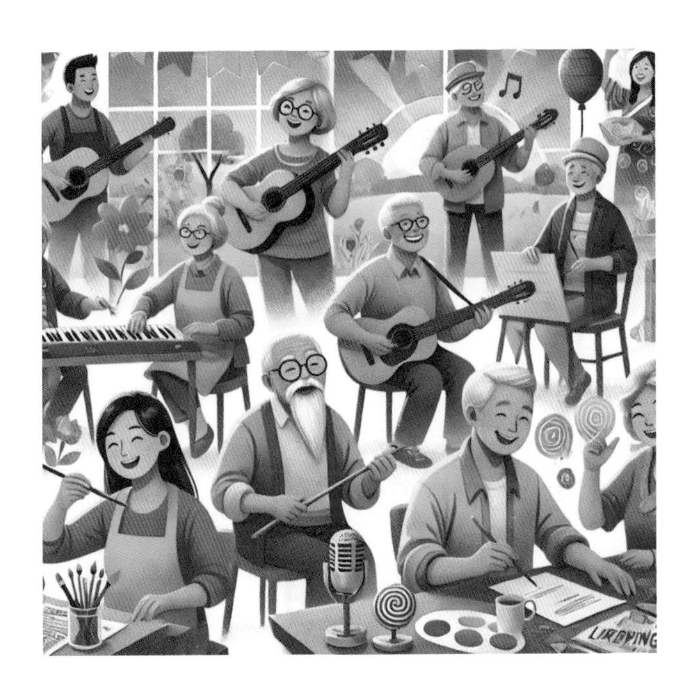

樂齡族開始學習樂器、唱歌、畫畫、語言、寫作、電腦等，都是非常好的自我超越與實現。

第一個心願：參加馬拉松跑遍全國各縣市

厲害的全馬選手都有個心願，能參加全球六大馬拉松：3 月的東京馬拉松、4 月的波士頓馬拉松、4 月的倫敦馬拉松、9 月的柏林馬拉松、10 月的芝加哥馬拉松、11 月的紐約馬拉松，高齡者成績很難達標，我也不敢在不熟悉的環境下參加馬拉松。因為要克服時差、氣溫、濕度等問題，高齡者的適應力不如年輕人，心裡要有正確的認知，不能給自己設定達不到的目標。

參加全馬賽事跑遍全國各縣市，感覺蠻有意思的，以腳愛台灣，看來可行。我上網查各縣市的賽事，並安排合宜的時間，畢竟我有全職工作，還要跟體能漸衰作競賽。我是否能滿願，除了自己努力練習外，還要看各縣市是否有舉辦。至於外島如澎湖、金門、馬祖，還要看天候是否能安全到達。最重要的是要注意自己不能有運動傷害。

第二個心願：挑戰各級超馬賽事及各種中長距離跑步競賽

2024 年 2 月 24 日參加台北超級馬拉松，是我第一次參加這種繞圈圈的超馬比賽，也是第一次參加 12 小時賽事。因為有可能成為全國紀錄，所以是懷著興奮的心情參與。一開始就設定用有氧跑步的方式，所以不感覺累。此外還要照顧到陪伴參賽並當我的補給員的先生的心情。我只要繞到他的位置，就對他微笑，讓他安心。

在行醫的過程中，看到虛弱的老人平常心跳偏高，甚至超過每分鐘 100 下（BPM），達到 110-130 之間，這樣的心跳，其實就在我的有氧跑步心跳範圍。既然病人在這樣的心跳數可以活許多年，我相信維持有氧心跳 120-130BPM，持續 12 小時以上，應該對健康無害，所以勇於挑戰更長時間賽事。至於超馬是否有益身心或對身體有危害，因為能這樣跑的高齡者很少，醫學研究目前是沒有結論的。有推論說，會造成橫紋肌溶解，危及腎臟的說法，可是一般會造成橫紋肌溶解應該是年輕人跑太快所致，像我這樣慢速跑有氧跑，應當是安全的。

我注意到超馬比賽類別，50 英里（約 80.5 公里）、100 公里、100 英里（約 161 公里）、24 小時及 48 小時賽事，這些組別目前是沒有 65 歲女子組全國紀錄的。只要用心堅持完賽，就有可能締造全國紀錄，讓大眾肯定高齡也可以挑戰體能活動。只要維持心跳在有氧範圍，注意飲食、休息及睡眠，保持良好心情，完成賽事應該是無害健康的，甚或是有益身心靈的活動。

因為關心高齡的長距離跑步競賽，才發現中華民國長青田徑協會每年分兩季會舉辦以 5 歲為一組的各種徑賽賽事，從 100 公尺到 10000 公尺都有，只是此項比賽不能個人參加，是以縣市為單位報名，希望接下來我能參與各級中長距離跑步，讓各種賽事都有高齡者的成績。

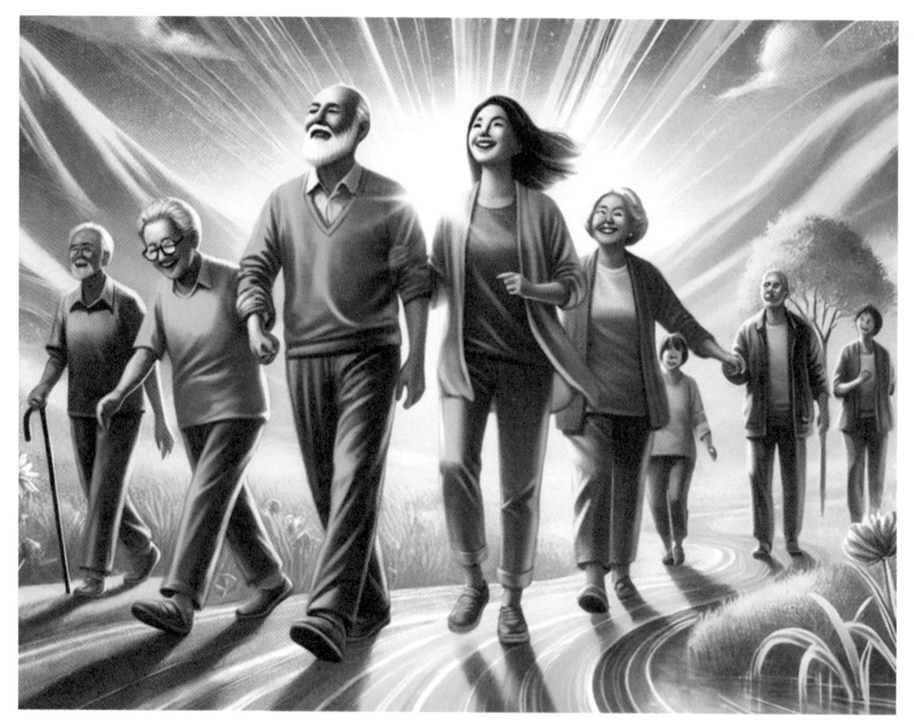

只要維持心跳在有氧範圍，注意飲食、休息及睡眠，保持良好心情，完成賽事應該是無害健康的，甚或是有益身心靈的活動。

第三個心願：幫助長者維持身心靈健康

我決心踏入醫療行業的初衷，就是要解除病苦。慢慢體會到人類的痛苦不只是身苦，還有心苦，及靈性的痛苦。如果自己沒有學習或體驗到身心靈的快樂，如何幫助他人？我感恩在生命的成長過程中，遇到偉大的心靈導師日常法師，他雖然示現身體不好，但心理及靈性的快樂是無與倫比的。

孔子曰：「君子有三戒：少之時血氣未定，戒之在色；及其壯也，血氣方剛，戒之在鬭；及其老也，血氣既衰，戒之在得。」那麼老人追求身心靈成長是不是「得」呢？如果在意得失，恐怕要小心避免。因此我雖然有以上的心願，但能達到也好，不能達到也好，只是希望在這個過程中，能保持清淨的發心，幫助自己及他人遠離真正的痛苦，得到究竟的快樂！

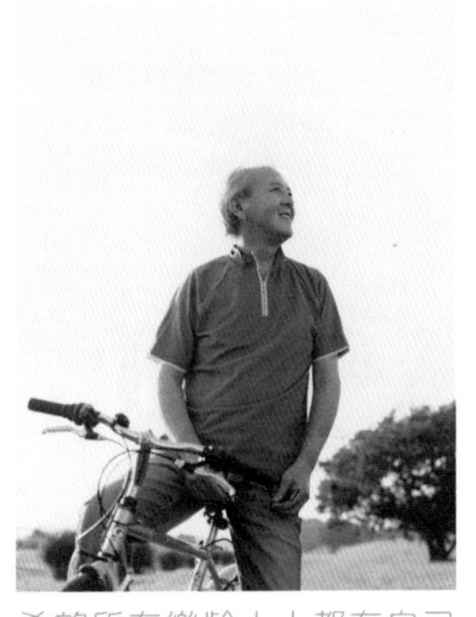

希望所有樂齡人士都有自己的信仰，在利他的生活中得到究竟的快樂！

最後，我以大家熟悉的心經咒語作為本篇結尾，跟大家分享，學佛是精進的，目標是得到菩提佛果，雖然在真實義上說是無所得。

故說般若波羅蜜多咒。即說咒曰：
揭諦 揭諦　波羅揭諦　波羅僧揭諦　菩提 薩婆訶
Gate gate pāragate pārasamgate bodhi svāh
（梵文，是印歐語系）

翻譯為中文是：
前進吧，前進吧，前進到彼岸吧，前進到更清淨的彼岸吧，最後安住在無上菩提的圓滿幸福中。

希望這咒語能帶給樂齡人士勇氣與希望。無論做任何事，只要是利益他人的，都可以勇猛地前進。也希望其他信仰的樂齡朋友，在自己的信仰上（如信望愛）勇猛精進，樂於助人，因為幫助別人，受益的一定是自己。

附錄一 張淑鳳 半馬 - 全馬 - 超馬 參賽成績表

全馬 & 超馬			
日期	賽事名稱	距離（公里）	時間
20140315	東海岸馬	42	6:40:00（初馬）
20201031	宜蘭國際馬拉松	42	5:30:05
20220320	萬金石	42.195	5:54:00
20221030	日月潭	42	6:15:00
20230819	聖母廟月老	42.195	6:00:17
20231022	花甲少年	60	9:54:41
20231115	杏輝宜蘭馬	42	5:18:55
20231231	萬丹紅豆	42	5:58:00
20240121	台南保生	42	5:40:00
20240223	台北超馬	72.964	12H
20240317	（屏）林邊馬	42	5:51:00
20240331	（桃）海風馬	42	6:13:14
20240505	台東金剛馬	42	5:46:00
20240810	聖母廟月老	42	6:01:24
20240928	（苗）山城星光	42	6:03:22
20241013	（高）阿公店	42	6:32:00
20241123	冬山河超馬	80.5（50 哩）	14:46:48
20241215	台北馬拉松	42.195	5:28:21
20241222	屏東馬	42	6:00:00
20250105	台南冰點國際馬拉松	42	05:51:37
20250209	雙潭馬拉松	42.195	06:21:30

半馬			
日期	賽事名稱	距離（公里）	時間
20120401	全國慈善（澄清湖）	21	2:39:00
20121103	東港大鵬灣	21	2:45:00
20121118	屏東單車國道	24	3:16:00
20121223	虎尾全國馬	21	2:16:00
20130413	鹿野	21	2:25:43
20130324	跑三校	21	2:54:00
20130331	New balance	21	2:30:00
20131102	太魯閣	21	2:37:00
20131117	屏東單車國道	25	3:03:00
20131229	雲林農博	21	2:21:00
20140223	旗山天后宮	21	2:53:00
20140805	野薑花季（屏東牡丹）	21	3:02:00
20191027	日月潭環島	29	3:51:00
20201108	虎尾高鐵站前	21	2:26:00
20201227	虎尾烤雞馬	21	2:28:00
20210110	鯤鯓王	21	2:26:26
20210425	嘉南大米倉	21	2:33:00
20211128	高美濕地海風路跑	21	2:48:00
20220213	六堆勇士馬	21	2:42:32
20220219	花蓮太平洋縱谷	21	2:27:00
20220306	台南古都半馬	21	2:26:00
20220402	台南秋季馬	21	2:27:00
20230430	屏東大鵬灣超半馬	22.5	2:39:56
20230702	雲林半程	21	2:34:00
20241110	田中馬	22.6	2:49:05

舒活家HD2059

愈跑愈年輕！

從車禍重生到超馬分齡冠軍，醫師嬤的逆齡健康秘笈

作　　者／張淑鳳
選　　書／梁志君
主　　編／梁志君
特約編輯／唐岱蘭

國家圖書館出版品預行編目 (CIP) 資料
愈跑愈年輕！從車禍重生到超馬分齡冠軍，醫師嬤的逆齡健康秘笈 / 張淑鳳作. -- 初版. -- 臺北市：原水文化出版：英屬蓋曼群島商家庭傳媒股份有限公司城邦分公司發行，2025.02
面；　公分
ISBN 978-626-7521-42-7(平裝)
1.CST: 老年 2.CST: 慢跑 3.CST: 運動健康 4.CST: 健康法
411.71　　114000443

行銷經理／王維君
業務經理／羅越華
總 編 輯／林小鈴
發 行 人／何飛鵬

出　　版／原水文化
台北市南港區昆陽街 16 號 4 樓
電話：（02）2500-7008　傳真：（02）2500-7579
E-mail：H2O@cite.com.tw　FB：原水健康相談室
發　　行／英屬蓋曼群島商家庭傳媒股份有限公司城邦分公司
台北市南港區昆陽街 16 號 8 樓
書虫客服服務專線：02-25007718；25007719
24 小時傳真專線：02-25001990；25001991
服務時間：週一至週五上午 09:30 ～ 12:00；下午 13:30 ～ 17:00
讀者服務信箱：service@readingclub.com.tw
劃撥帳號／ 19863813；户名：書虫股份有限公司
香港發行／城邦（香港）出版集團有限公司
香港九龍土瓜灣土瓜灣道 86 號順聯工業大廈 6 樓 A 室
電話：(852)2508-6231　傳真：(852)2578-9337
電郵：hkcite@biznetvigator.com
馬新發行／城邦（馬新）出版集團
41, Jalan Radin Anum, Bandar Baru Sri Petaling,
57000 Kuala Lumpur, Malaysia.
電話：(603) 90563833　傳真：(603) 90576622
電郵：services@cite.my

城邦讀書花園
www.cite.com.tw

美術設計／劉麗雪
內頁插圖／陳虹樺
攝　　影／林宗億
書腰照片攝影／沈明陽（尋寶網）
製版印刷／科億印刷股份有限公司
初　　版／ 2025 年 2 月 20 日
定　　價／ 500 元

ISBN：978-626-7521-42-7（平裝）
ISBN：978-626-7521-41-0（EPUB）

—原水文化—

您的健康，原水把關

——原水文化——

您的健康，原水把關